별게 다 궁금한 소년들을 위한 몸 안내서

남자
사전

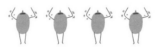

니나 브로크만 · 엘렌 스퇴켄 달 글
망힐 비스네스 그림 | 신소희 옮김
윤정원 감수+추천

KB013541

초록
서재

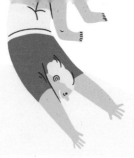

차례

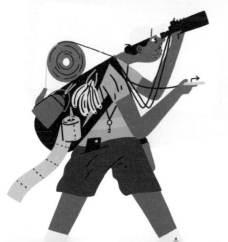

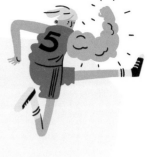

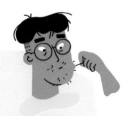

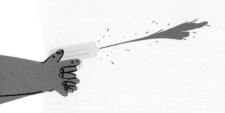

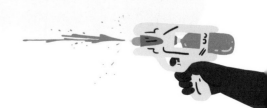

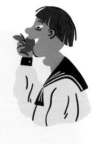

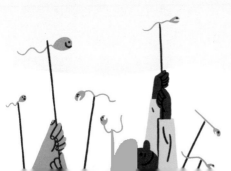

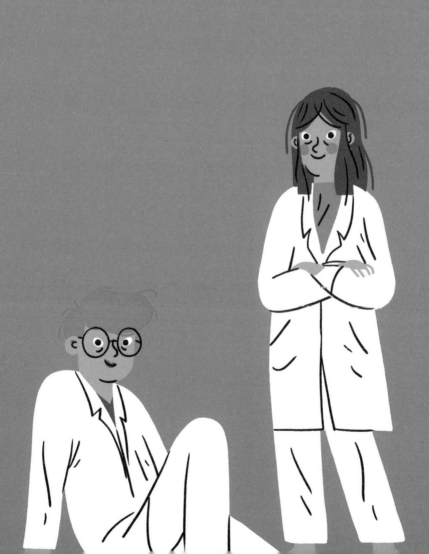

사춘기를 건너는 모든 소년에게

안녕! 우리는 니나와 엘렌이야. 의사이자 사춘기 전문가지. 네가 이 책을 선택해 줘서 정말로 기뻐.

사춘기는 네 인생에서 겪게 될 가장 극적인 변화일 거야. 동시에 가장 자연스러운 일이기도 하지. 넌 키가 크고 털이 많아지고 목소리가 낮아지고 어른의 성기를 가지게 될 거야. 두뇌가 성숙해지고 감정은 격렬해질 뿐만 아니라 예측하기 어려워질지도 몰라.

많은 소년이 사춘기의 변화를 무척 궁금해해. 우리는 성교육 수업과 병원 진료실에서 수천 가지 질문에 대답해 왔단다. "나는 언제쯤 수염이 날까요?" "음경은 얼마나 커질 수 있나요?" "어떻게 하면 실연한 뒤에 다시 행복해질 수 있어요?" "몽정이 뭐예요?"

우리가 이 책을 쓴 건 네 질문에 믿을 만한 대답을 들려주기 위해서야. 지금부터 너는 놀라운 네 몸을 이해하고 안전히 지키는 법을 배우게 될 거야. 조마조마하고도 환상적인 사춘기를 지나는 동안 외롭지 않도록 우리가 함께할게.

니나와 엘렌으로부터

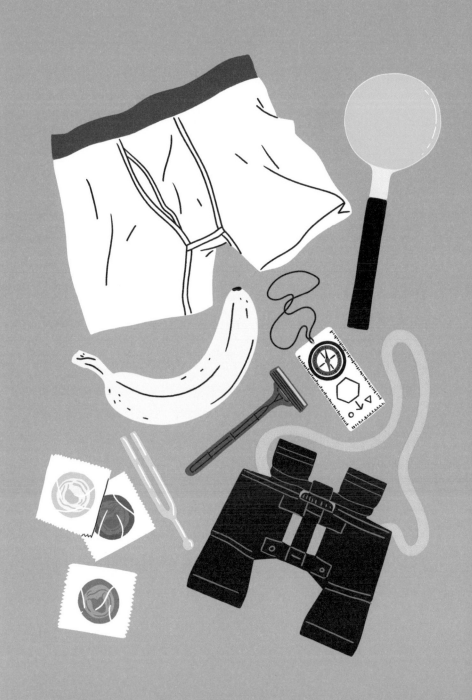

소년에서 남자로

　너는 곧 몸과 마음 안팎으로 변화를 겪을 거야. 어쩌면 이미 변하는 중인지도 모르지. 사춘기에는 저마다 다른 경험을 하지만 한 가지만은 누구나 같단다. 바로 몸과 마음이 모두 성숙해진다는 거지.

　이 성장의 시간을 지나면서 넌 소년에서 남자가, 아이에서 어른이 되어 이 세상 속 너만의 자리를 찾게 될 거야.

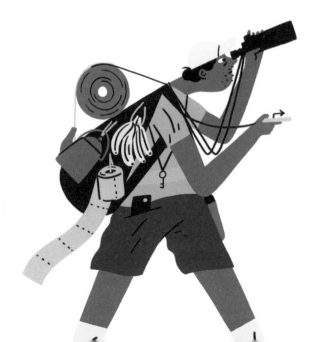

새로운 몸, 다른 몸

남성의 몸은 모양도 크기도 저마다 달라. 크거나 작을 수 있고, 뚱뚱하거나 마를 수 있고, 털이 많거나 거의 없을 수도 있지. 사춘기에 접어든 네 몸이 어떻게 변할지는 누구도 알 수 없어. 그러니 호기심과 조바심이 생기고 긴장하는 게 당연해.

사춘기에는 어떤 일이 일어나나요?

사춘기(puberty)라는 말은 성숙 또는 성인을 뜻하는 라틴어에서 유래했단다. 말 그대로 사춘기는 너를 성적으로 자라게 해. 네가 원한다면 언젠가 아기를 만들 수 있는 몸이 되는 시기이기도 하지.

> 네가 사춘기에 들어섰다는 걸 다른 사람들은 2년쯤 지나서야 알아차릴 수도 있다는 사실을 알고 있니?

너의 뇌도 변할 거야. 네가 서서히 가족에게서 독립해 혼자 살아가는 법을 배울 수 있도록 말이야. 뇌는 계획하고 목표를 세우는 연습을 할 거야. 훗날 너 자신과 사랑하는 사람들을 보살피려면 거쳐야 할 과정이지.

사춘기에는 감정이 한층 격렬해지고 질제하기 어려워지기도 해. 예진보다 쉽게 발끈하거나, 부모님에게 더 짜증을 내거나, 누구를 처음으로 깊이 사랑하게 될 수도 있어. 또 성적인 몽상과 욕망이 점차 피어나기 시작할 거야. 이 모든 감정은 네가 주변 사람과 긴밀한 관계를 맺고 너 자신을 무사히 지키는 데 도움이 된단다.

호르몬이 뭐예요?

호르몬은 사춘기의 진행을 조절해. 혈관을 타고 네 몸 구석구석을 돌아다니는 미세한 신호 물질이지. 특정 신체 부위가 어떤 작업을 수행해야 할지 다른 부위에 메시지를 전달하기도 해. 사춘기가 언제쯤 시작될지, 몸이 언제 얼마나 자랄지도 호르몬이 결정하지.

사춘기가 시작된 걸 어떻게 아나요?

사춘기는 고환, 즉 음낭 안에 있는 두 개의 공이 자라면서 소리 없이 시작된단다. 이때부터 고환은 호르몬을 만들어 내. 고환이 자라기 시작하는 순간부터 나머지 신체 부위에 변화가 나타날 때까지는 2년 정도가 걸려. 대체로 가장 먼저 음경 아랫부분에 새로운 털, 즉 음모가 돋지.

난 언제쯤 사춘기가 시작될까요?

사춘기가 언제 시작될지 정확히 알 방법은 없어. 하지만 **대부분 9~14세 사이에 시작돼**. 대강이라도 알고 싶다면 부모님한테 언제 사춘기가 시작됐는지 한번 물어봐. 네 부모님이 어릴 때 사춘기가 일찍 시작됐거나 늦게 시작됐다면 너도 그럴 수 있거든.

사춘기가 시작되는 시기는 유전자에 따라 결정되지만, 몸의 건강 상태도 중요한 요소로 작용해. 예를 들어 큰 병이 있다면 사춘기가 늦게 시작될 수 있어. 소년을 성인 남성으로 변신시키는 방대한 작업을 해내려면 몸속에 에너지가 충분해야 하니까.

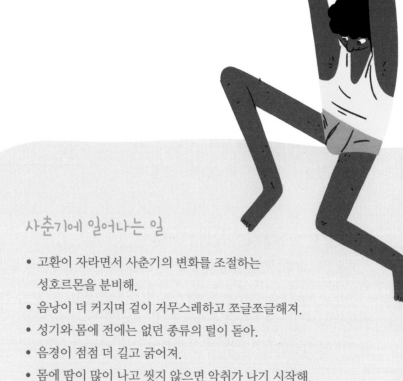

사춘기에 일어나는 일

- 고환이 자라면서 사춘기의 변화를 조절하는
  성호르몬을 분비해.
- 음낭이 더 커지며 겉이 거무스레하고 쪼글쪼글해져.
- 성기와 몸에 전에는 없던 종류의 털이 돋아.
- 음경이 점점 더 길고 굵어져.
- 몸에 땀이 많이 나고 씻지 않으면 악취가 나기 시작해.
- 젖꼭지 안쪽에 부드러운 멍울이 솟을 수도 있는데,
  보통은 1년 안에 사라져.

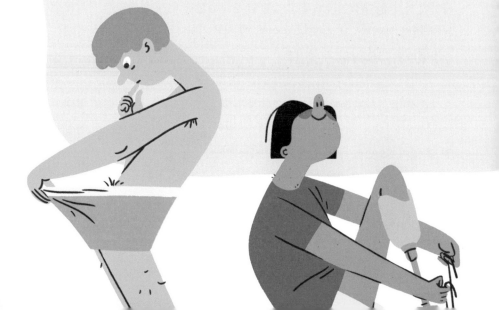

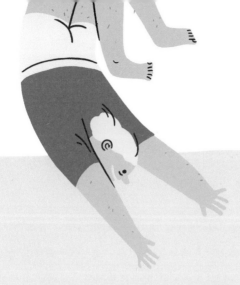

- 고환이 정자 세포를 만들어 내기 시작해.
- 목소리가 점차 낮아지고 쉬거나 갈라지기도 해.
- 목에 있는 목젖이 눈에 띄게 튀어나올 수 있어.
- 성장 속도가 빨라지고 골격이 점차 커지면서 어깨와 가슴이 넓어져.
- 근육이 커지고 강해져.
- 얼굴과 상체 피부에 기름기가 많아져서 블랙 헤드와 여드름이 생겨.
- 코 아래와 입 주변에 수염이 나.
- 감정이 더 격렬하고 거칠어지며 예측할 수 없게 돼.
- 두뇌에서 특히 전두엽이 발달해. 전두엽이 제대로 변화하면 계획을 세우고 감정을 절제할 수 있어.

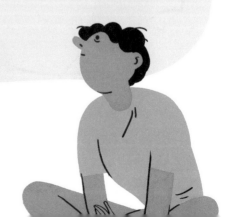

남성 호르몬, 테스토스테론

남자든 여자든 성호르몬을 가지고 있어. 사춘기 동안 아이의 몸을 전형적인 남성 또는 여성의 몸으로 바꿔 놓는 호르몬이지. 남성 호르몬은 테스토스테론이라고 해. 테스토스테론은 근육과 음경을 키우고 정자를 생산하는 등 다양한 일을 한단다. 털과 여드름을 늘리기도 하지.

모든 인체가 테스토스테론을 생성해 내지만, 사춘기에는 남자 몸이 여자 몸보다 훨씬 더 많은 테스토스테론을 내보내. 테스토스테론은 대부분 고환에서 만들어지거든. 여성 호르몬은 에스트로겐이라고 해. 여성의 몸에 유방과 더 큰 엉덩이, 더 많은 지방을 만들어 내지.

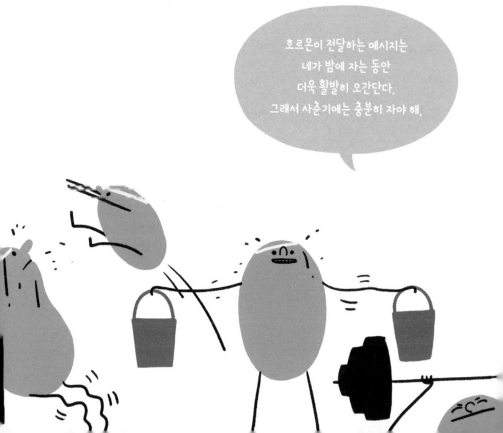

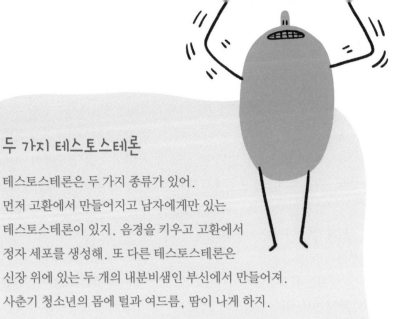

두 가지 테스토스테론

테스토스테론은 두 가지 종류가 있어.
먼저 고환에서 만들어지고 남자에게만 있는
테스토스테론이 있지. 음경을 키우고 고환에서
정자 세포를 생성해. 또 다른 테스토스테론은
신장 위에 있는 두 개의 내분비샘인 부신에서 만들어져.
사춘기 청소년의 몸에 털과 여드름, 땀이 나게 하지.

다시 말해 테스토스테론은 서로 다른 두 신체 부위에서
만들어지고, 이 두 가지가 각각 독립적으로 작용해. 그래서
간혹 사춘기가 시작되기 전부터 털이 자라고 여드름과 땀이
많이 나는 남자아이도 있어.

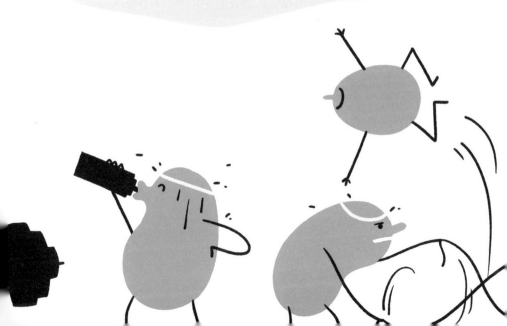

왜 사춘기 시작이 달라요?

한 학급의 모든 아이가 사춘기를 맞으려면 5년까지도 걸릴 수 있어. 그래서 또래보다 머리통 하나는 더 크고 여드름투성이에 목소리도 갈라진 아이와 아직 음경에 털이 한 올도 없는 아이가 한 공간에서 지내기도 하지. 몸을 드러내기 불편해서 체육 시간이나 운동이 끝난 뒤 친구들과 함께 샤워하지 않으려 하는 아이가 있는가 하면, 서로의 신체 차이에 별로 신경 쓰지 않는 아이도 있을 거야.

변하는 건 몸뿐만이 아니야. 죽이 잘 맞는 친구였는데 갑자기 관심사나 성격이 서로 달라지기도 해. 어떤 아이는 변함없이 예전처럼 지내고 싶어 하지만, 관심사가 바뀌어 다른 친구와 시시덕거리는 이이도 있지. 연애하는 데 열중하는 아이들도 생길 거야. 그러다 보니 이 시기에는 외로움을 많이 느낀단다.

혹시 사춘기가 일찍 또는 늦게 시작돼서 걱정되거나 슬프니? 물론 힘든 상황일 거야. 하지만 한 가지만은 장담할 수 있어. 시간이 지나면 모두가 고르게 성장해 있을 거야. 조금만 기다려 보렴.

사춘기는 얼마나 오래 이어지나요?

놀랍게도 어떤 아이는 2년 만에 사춘기가 끝나고, 어떤 아이는 7년 넘도록 사춘기가 이어지기도 해. 대부분은 18세쯤이면 몸이 다 자라지만, 사춘기가 끝났다고 신체 변화가 멈추는 건 아니야. 어깨가 더 넓어지고 성기가 완전히 성숙하고 턱수염이 제대로 자라려면 더 오래 걸리기도 해. 심지어 두뇌는 이십 대가 끝날 때까지 계속 발달한단다.

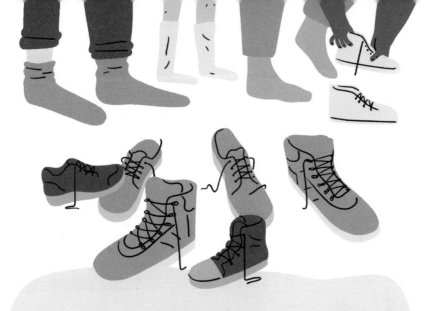

'남자'란 뭘까?

이 책을 읽으면서 기억해야 할 사실이 하나 있어. 때로는
개인의 신체가 자신이 속한 성별과 들어맞지 않을 수도
있다는 거야. 이를테면 남성의 몸을 가진 사람이 모두 남자인
건 아니야. 모든 남자가 남성의 몸을 가진 것도 아니지.

어떤 남자는 여성의 몸으로 태어나고 어떤 여자는 남성의
몸으로 태어나. 그중 일부는 스스로 인식하는 성별에 맞춰
신체를 바꾸기로 선택해. 성별이 혼합된 몸을 가지거나
자신이 어떤 성별에도 속하지 않는다고 인식하는 사람도
있어.

이 책의 내용이 네게 해당되지 않을 수도 있어. 그래도 네가
네 몸과 다른 사람의 몸에 관해 공감하고 새롭게 배우는
기회가 될 수 있을 거야.

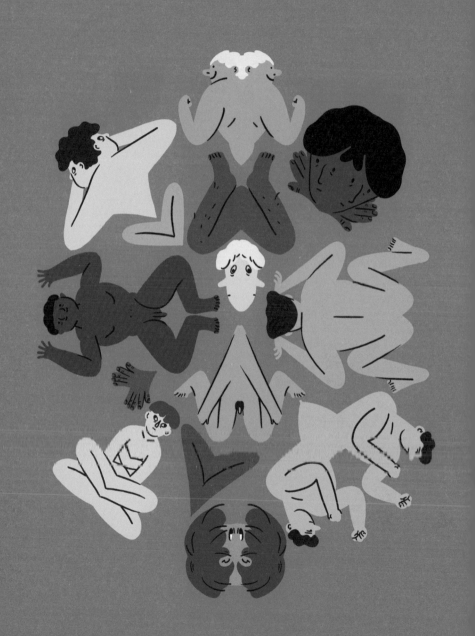

몸

이 세상에 똑같은 몸은 하나도 없어. 말랑말랑한 뱃살과 초콜릿 복근, 작대기 같은 다리와 나무둥치처럼 탄탄한 다리, 황소처럼 떡 벌어진 어깨와 사슴처럼 가녀린 어깨가 함께 살아가지.

누구에게나 몸은 단 하나뿐이며 있는 그대로 멋지단다.

꼬물꼬물 자라는 시간

갓난아이의 키는 약 50센티미터야. 신생아는 한 달에 몇 센티미터씩 자랄 수도 있지만, 어느 정도 시간이 지나면 성장 속도가 더뎌져. 어린 시절 내내 꾸준히 성장하더라도 그 속도는 고작해야 1년에 몇 센티미터란다.

그러다가 사춘기 직전 몇 년 동안은 서서히 성장이 멈춰. 마치 조만간 시작될 '급성장'을 위해 몸이 에너지를 아껴 두려는 듯이 말이야.

전속력으로 달리는 급성장기

급성장기는 말 그대로 몸이 엄청난 속도로 성장하는 기간이야. 뼈가 더 높이 자라도록 지시하는 성장 호르몬이 뇌에서 분비되지. 마치 육상 경기에서 선수들이 전속력으로 달릴 때와 같아. 성장 속도가 점점 더 빨라지다가 마침내 최고점에 도달하면, 몇 달 만에 10센티미터까지 자라기도 해. 이런 급성장기는 1년 정도면 끝나. 남자아이는 보통 13~15세에 가장 많이 자라고 십 대 후반으로 갈수록 성장 속도가 점차 느려져. 그리고 성인이 되면 더는 키가 크지 않지.

급성장기의 규칙

급성장기의 몸이 따르는 규칙은 흰 기지뿐이야. 가운데보다 끄트머리가 먼저 자란다는 것, 즉 손과 발이 먼저 성장한다는 거지. 그다음에 정강이와 팔뚝, 허벅지와 상완(어깨에서 팔꿈치까지의 부분)도 길어져. 그러다 보니 상체와 이를 받쳐 주는 척추가 한동안 성장 속도를 따라잡지 못하기도 해. 근육에 움직이라고 메시지를 보내는 신경이 갑자기 낯설어진 몸속에서 경로를 찾지 못하고 헤매는 거지.

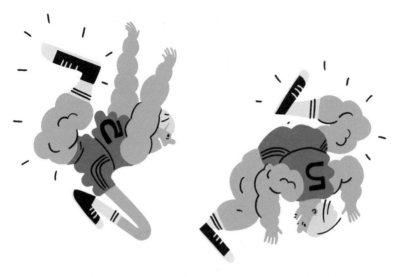

몸이 급격하게 변하면 당황할 거야. 익숙했던 몸이 어색하고 둔하게 느껴지거나 제 발에 걸려 넘어질지도 모르지. 다행히 이런 시기가 영원히 이어지는 건 아니야. 시간이 지나면 성장 속도가 고르게 변하고 신체 부위도 조화를 이루게 돼. 마지막으로 가슴과 어깨가 떡 벌어지는데, 보통 고등학교를 졸업할 무렵에나 일어나는 일이지.

뼈가 자라는 데는 한계가 있어

사람의 골격은 200개가 넘는 뼈로 이루어져 있어. 뼈는 자랄 수 있지만, 그것도 성인이 될 때까지야. 몸의 긴 뼈인 장골의 양쪽 끝에는 연골로 이루어진 특수한 성장판이 있지. 바로 이 성장판 덕분에 뼈가 자라는 거야. 청소년기가 끝나면서 성장판의 연골이 사라지면 키도 더는 자라지 않아.

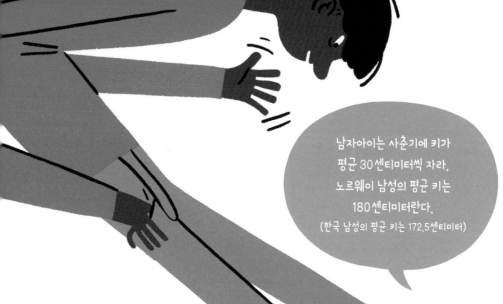

남자아이는 사춘기에 키가
평균 30센티미터씩 자라.
노르웨이 남성의 평균 키는
180센티미터란다.
(한국 남성의 평균 키는 172.5센티미터)

성장통

많은 청소년이 흔히 밤
에 찾아오는 종아리와 허벅지
의 성장통으로 고생해. 통증은 성가
시지만, 몸에 해롭지는 않단다. 30분이나
한 시간 정도 지나면 가라앉게 마련이고, 온수
목욕이나 진통제로 줄일 수 있어. 성장통은 시간이
지나면 저절로 사라져, 밤 그대로 그러면서 없어
지는 거야.

내 키는 얼마나 자랄까?

네 키가 몇 센티미터일지는 대체로 유전자에 달려 있어.
부모님의 키를 알면 최종 키를 계산할 수 있지.

$$(엄마 키 + 아빠 키 + 13cm) ÷ 2$$

이 계산식을 풀어 보면 네 키가 앞으로 얼마나 더 자랄지
예측할 수 있어. 이보다 10센티미터쯤 더 크거나 덜 클 수도
있지만 말이야.

혹시 주변에 키를 예측해 보고 싶어 하는 여동생이나 여자
친구가 있니? 여성의 키는 위 계산식에서 13을 더하는 대신
13을 빼면 돼.

튼살

빠르게 키가 자라고 체격이 커지다 보면, 피부가 그 속도를 따라잡지 못해 늘어나기도 해. 그러면 피부의 나머지 부분과 색이 다른 줄무늬가 생기지. 이걸 튼살이라고 하는데, 엉덩이나 허벅지에 주로 나타나. 피부색에 따라 흰색, 분홍색, 보라색 또는 검은색일 수도 있지. 튼살은 흉터라서 완전히 사라지지는 않지만, 시간이 지나면 눈에 잘 띄지 않게 흐려지곤 해. 사람들 대다수는 몸에 튼살이 있어.

가슴 멍울의 정체

사람들이 잘 모르는 사실이지만, 남자도 사춘기가 되면 가슴이 변한단다. 젖꼭지가 커지고 주위에 굵은 털이 자라는 것도 정상이야. 남자아이 중 절반 이상은 가슴도 커져.

이런 현상은 키가 가장 많이 자라고 음모가 본격적으로 돋을 무렵에 일어나. 젖꼭지 안쪽에 부드럽고도 단단한 멍울이 만져지기도 하는데, 이 덩어리는 사실 젖샘이야. 크기가 4센티미터까지 늘어났다가 다시 줄어들지. 급격한 성장으로 피부가 늘어나고 자극을 받다 보니 통증을 느낄 거야. 엎드려 자는 게 불편하고, 누가 가슴을 때리기라도 하면 비명이 저절로 나올 만큼 아플 수도 있어. 남자든 여자든 누구나 겪는 현상이란다.

남자아이들은 갑작스러운 가슴의 변화에 대개 당혹스러워하지. 보통 가슴의 변화는 여자아이의 문제라고 생각하니까. 하지만 걱정하지 마. 가슴 멍울은 다른 남자아이들도 많이 겪는 현상이고, 보통은 1년 안에 저절로 사라지니까.

세 번째 젖꼭지?

젖꼭지가 두 개보다 더 많은 사람도 있어. 남자는 100명 중 1명꼴로, 여자는 50명 중 1명꼴로 여분의 젖꼭지(부유방)가 생길 수 있거든. 보통은 그냥 조금 큰 사마귀나 반점처럼 보이지만 말이야.

이런 여분의 젖꼭지는 겨드랑이에서 일반적인 젖꼭지 쪽으로 부드럽게 구부러지다가 허벅지 안쪽까지 직선으로 이어지는 선을 따라 생긴단다. 네 발 달린 동물의 젖꼭지와 같은 위치지.

인간도 '동물의 왕국' 출신이라는 사실을 상기시키려는 자연의 교묘한 섭리가 아닐까?

근육이 하는 일

근육은 수축성 섬유 다발로 만들어져. 근육이 발달하면 그 안의
모든 섬유가 굵어지지. 테스토스테론이나 운동은 근섬유를
굵어지게 해. 인간이 움직이고 두 다리로 똑바로 서서 몸을
지탱할 수 있는 건 근육 덕분이란다.

근육 성장과 호르몬

성호르몬은 우리 몸에 지방과 근육이 어떻게 분포될지 결정해. 테스토
스테론은 대체로 급성장기가 지난 뒤에 심장과 골격의 근육을 발달시키
지. 근육에 힘이 생기려면 시간이 필요해. 근육이 예전보다 다소 커지긴 해
도 본격적인 발달은 좀 더 나중에 이루어지거든. 근육은 십 대가 끝날 때
까지 서서히 발달할 거야. 인간의 근육량은 대체로 이십 대 후반에 최대치
에 이르지만, 근육이 커지는 정도는 사람마다 상당히 달라.

운동하면 근육이 땅기고 아프지만,
그렇다고 걱정할 필요는 없어.
근육이 스스로 회복하면서
더욱 강해지는 과정이니까.

사춘기의 체력 차이

사춘기에 남자아이의 몸은 여자아이보다 15배나 많은 테스토스테론을 만들어 내. 체육 수업에서 남학생과 여학생의 성취도가 갑자기 크게 벌어지는 이유지. 많은 남자아이가 따로 훈련을 받지 않고서도 단기간에 더 빠르고 강하고 민첩해져. 그래서 사춘기가 늦게 오는 아이는 다른 친구들보다 체력이 뒤처질 수밖에 없어.

어떤 몸이든 존중받는 세상

오늘날 많은 사람이 자기 몸에 맞지 않는 세상에 살고 있어. 어떤 사람에게는 주방 조리대가 너무 높거나 문짝이 너무 무겁거나 비행기 좌석이 너무 좁지.

휠체어를 타거나 시력이 나쁜 사람은 버스를 타거나 횡단보도를 건너거나 2층에 사는 사람을 방문하는 등의 일상적인 활동에도 불편을 겪을 거야. 몸이 평균보다 훨씬 크거나 작으면 일반 상점에서 옷을 사기 어려울 수도 있어.

이들은 몸이 표준에 맞지 않는다는 이유로 귀찮은 존재로 취급받고 소외되고 무시당한다고 느끼며 살아가. 이런 일이 있어서는 안 되지. 누구나 자기 몸이 어떻게 생기고 어떻게 움직이든 간에 존중받을 권리가 있으니까. 어떤 몸이든 존중받는 세상이 되도록 함께 목소리를 내 줘!

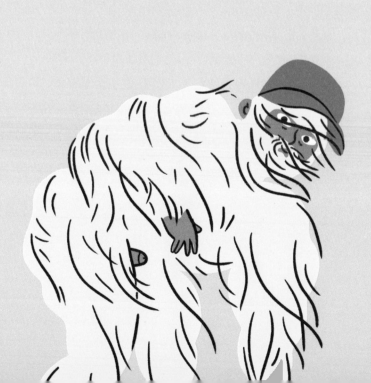

털

털 공장, 모낭

두 팔을 한번 살펴봐. 피부에 작은 모공이 빼곡하고 모공마다 털이 솟아나 있지? 다른 부위 표면도 대부분 마찬가지야. 손바닥과 발바닥, 점막 외에 우리 몸은 전부 털로 덮여 있어.

모든 모공 속에는 모낭이 있어. 모낭은 새로운 털을 만드는 공장이야. 무척이나 바쁘게 돌아가지! 털은 자라고 또 자라다가 결국엔 빠지고 새 털이 그 자리를 차지해. 몸 전체에서 세포가 가장 빠르게 분열되는 곳이 바로 모낭이야. 털은 한 달에 약 1센티미터씩이나 자란단다.

언제부터 몸에 털이 많아져요?

인간은 약 500만 개의 모낭을 지니고 태어나. 사실 아기도 털북숭이 성인 남자만큼 몸에 털이 많단다. 단지 겉으로는 잘 보이지 않을 뿐이지. 털이 눈에 띄게 많아지는 건 사춘기부터야.

모낭 중 일부는 호르몬의 통제를 받는데, 사춘기가 되면 새로운 종류의 털을 만들라는 메시지를 전달받아. 새로운 털은 예전의 털보다 빳빳하고 굵고 길지. 색이 다르거나 더 짙은 경우가 많고 덥수룩하거나 곱슬곱슬할 수도 있어.

음모

새로운 털은 맨 먼저 음경 아랫부분에 돋아. 이 털을 음모 또는 거웃이라고 해. 맨 처음 음모가 돋은 지 3년 정도가 지나면 성기가 음모로 완전히 뒤덮여.

그리고 나면 음모가 점차 사타구니와 음낭 전면을 덮고 항문을 둘러싸지. 엉덩이 사이를 타고 올라가기도 해. 음경에 털이 날 수도 있어. 그뿐만 아니라 배와 엉덩이, 허벅지 안쪽까지 음모가 자라는 사람도 있어. 그야말로 제각각이지!

몸털

다른 신체 부위에도 예전에 없던 털이 점차 돋기 시작할 거야. 몸에 난 털을 체모 또는 몸털이라고 해. 몸털은 자라는 시간이 오래 걸리고 평생에 걸쳐 계속 변한단다.

- 누구나 겨드랑이에 털이 나.
- 장딴지와 팔뚝 털이 더 거칠고 굵고 길어질 수 있어.
- 대부분 젖꼭지 주위에 털이 있어. 가슴 전체가 털로 뒤덮이는 사람도 있지.

- 콧수염이나 턱수염이 자라기 시작해. 눈썹이 더 짙어지거나 양쪽 눈썹이 하나로 이어지기도 하지.
- 등에 털이 나는 사람도 있어.

털이 너무 많거나 너무 적어요

성기 주변과 겨드랑이 말고는 털이 거의 보이지 않는 사람도 있어. 그런가 하면 머리부터 발끝까지 온몸이 곱슬곱슬한 털로 뒤덮이는 사람도 있지.

모낭 수는 누구나 같지만, 호르몬이 통제하는 모낭의 수와 위치는 사람마다 크게 달라. 그래서 다들 털이 다르게 나는 거야. 부모님을 살펴보면 네 몸에 털이 얼마나 날지 짐작할 수 있어.

콧수염과 턱수염

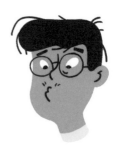

음모가 돋아나고 2년쯤 지나면 입술 양쪽에 솜털이 나기 시작해. 그 털이 입술 위쪽을 덮으면서 콧수염이 되지.

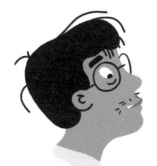

부드럽고 곧은 털이 차츰 거칠고 굵어지며 때로는 곱슬곱슬해지기도 해.

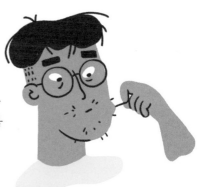

그러고 나면 턱수염이 생긴단다. 턱수염은 뺨과 입 아래에 나타난 다음 턱선을 따라 퍼져 나가지.

최초의 부드러운 털이 온전한 콧수염을 이루고 턱수염으로 자라나기까지 몇 년은 걸려. 보통은 이십 대가 되어서야 수염이 완성된단다. 아무리 나이를 먹어도 턱수염이 나지 않는 남자들도 있어.

털은 민감해

인간은 공통 조상을 가진 침팬지만큼 몸에 털이 많지는 않아. 하지만 우리 털은 다양한 기능이 있어. 무엇보다 매우 민감하기 때문에 중요한 역할을 하지. 털 하나하나가 감각 기관에 연결되어 있어서 우리 몸에 닿는 것에 관한 정보를 뇌로 보내거든. 팔에 난 털을 부드럽게 쓰다듬기만 해도 얼마나 민감한지 알 수 있어. 엄청나게 간지러울 테니까!

제모

어떤 남자들은 윗입술에 난 털을 솎아 내 근사한 콧수염을 만들어. 제멋대로 난 수염이 좋아서 그대로 놔두는 사람들도 있지. 취향과 문화에 따라 털을 얼마나 기를지 각자 선택하는 거야.

털이 많을수록 다양한 방식을 시도해 볼 수 있어. 가위로 털을 고르게 다듬을 수도 있지. 털을 몽땅 제거하려면 일회용 면도기나 전기면도기를 쓰렴. 전기면도기는 날을 조절해서 털 길이를 선택할 수 있어. 눈썹이나 좁은 부위의 털은 족집게로 뽑으면 돼. 제모를 처음 시도할 때는 어른에게 조언을 구해 봐.

면도하는 법

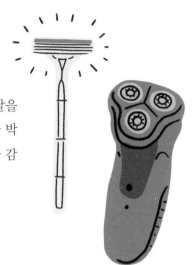

1. 부모님에게 전기면도기와 새 면도날을 빌리렴. 사용한 면도날은 무딘 데다 박테리아가 많아서 모낭을 자극하거나 감염을 유발할 위험이 있어.

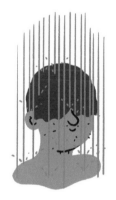

2. 따뜻한 물로 얼굴을 충분히 씻어. 면도하기 가장 좋을 때는 털이 부드러워져서 깎기 쉬운 샤워 직후야. 이때 면도하면 상처나 내성 모발이 덜 생길 거야.

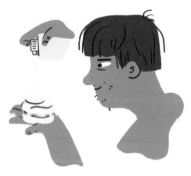

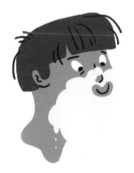

3. 일회용 면도기로 면도를 시작하기 전에 면도 크림이나 비누 거품을 발라야 해. 하지만 전기면도기를 쓴다면 마른 피부에 직접 면도해도 괜찮아.

4. 털이 피부 위에 뻗은 방향으로 면도기를 밀어야 해. 털 반대 방향으로 밀면 더 깨끗하게 깎이겠지만, 털이 다시 자라면서 문제가 생길 수 있거든.

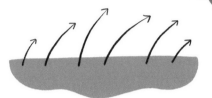

일회용 면도기나 전기면도기를 위시 리스트에 올려 두렴!

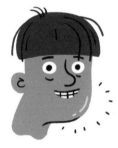

5. 면도날에 살을 베지 않도록 조심해. 얼굴을 면도하기 전에 직접 눈으로 확인할 수 있는 부위에 연습해 봐. 혹시 상처가 나면 피가 그칠 때까지 깨끗한 티슈로 덮어 놔야 해.

내성 모발

면도를 시작한 남자들이 흔히 겪는 문제 중 하나가 '내성 모발'이야. 잘려 나간 털이 다시 나오지 못하고 피부 안쪽에서 돌돌 말리는 거지. 그러면 모낭에 염증이 생겨서 종종 가렵고 여드름처럼 보이는 작은 돌기가 생겨. 이런 현상은 털이 짙고 굵고 곱슬곱슬한 사람에게 더 자주 일어나. 내성 모발로 고민이라면 수염을 완전히 밀지 말고 조금 남겨 두는 게 좋은데, 그러려면 전기면도기를 사용하는 편이 수월할 거야.

몸에 난 털은 어떻게 하죠?

몸이나 성기에 난 털을 꼭 제거할 필요는 없지만, 네가 원한다면 제모해도 나쁠 건 없어. 온전히 네 선택이니 하고 싶은 대로 하렴. 나이에 상관없이 몸에 털이 많은 걸 즐기는 사람, 모든 털을 미는 사람, 털을 화려하게 염색하는 사람, 음모를 꾸미는 사람도 있단다.

제모하면 털이 더 많아지나요?

살아 있는 다른 인체 세포와 달리 털은 이미 죽은 세포야. 다시 말해 자신의 상태에 관한 메시지를 더는 전달할 수 없는 거지. 피부 털을 어떤 식으로 자르거나 밀어도 모낭의 모발 생성에 영향을 미치지 않아. 제모로 털이 더 짙어지거나 굵어지거나 많아질 일은 없다는 거야. 털의 생성에 영향을 끼치는 건 오로지 시간과 호르몬뿐이란다.

하지만 제모 후 한동안은 털이 달라진 것처럼 보일 거야. 새로 나는 털은 기존 털보다 더 뻣뻣하거든. 털이 닳아서 빠지기 전에 인위적으로 잘려 나갔기 때문이지. 털이 다시 부드럽고 유연해지기까지 한동안은 고슴도치가 된 기분일 거야.

대머리

많은 남성이 언젠가는 머리카락을 잃게 돼. 테스토스테론은 몸털을 늘리지만, 일부 남성의 머리카락에는 역효과를 내지. 머리 모낭에서 나오는 털이 점점 가늘어지다가 결국은 모낭이 완전히 닫히는 거야.

제모의 역사

제모 방식은 역사 속에서 항상 변해 왔어. 고대 사람들은
조개껍데기를 족집게처럼 써서 수염과 몸털을 뽑았대.

고대 이집트에서는 털을 최대한 제거하는 게 유행이었어.
이집트인들은 몸털과 머리카락을 싹 밀어 버렸지. 그 대신
가짜 수염과 가발을 착용하고 반짝이는 보석을 비롯한
장식품을 달곤 했어. 화장하고 눈썹을 그리고 아이라인을
그어 눈매를 강조했단다.

15세기에는 음모가 풍성한 게 유행이었어. 문제는 그 당시
사람들에게 이가 너무 많아서 음모가 없는 편이 나았다는
거야. 해결책은 '머킨(merkin)'이라는 특수 사타구니
가발이었어! 사람들은 이가 옮지 않게 제모하면서도 다리
사이의 멋진 털 무더기를 뽐낼 수 있었지.

1970년대에는 성별을 막론하고 몸에 털이 많은 게
대유행이었어. 반면 1990년대 초에는 가슴 털과 음모를
모두 없애는 추세였지. 그로부터 30년이 지난 지금은 점점
더 많은 사람이 음모, 겨드랑이 털, 다리털을 기르고 있어.
몸털을 자연스럽게 두는 게 다시 유행하게 된 거야.

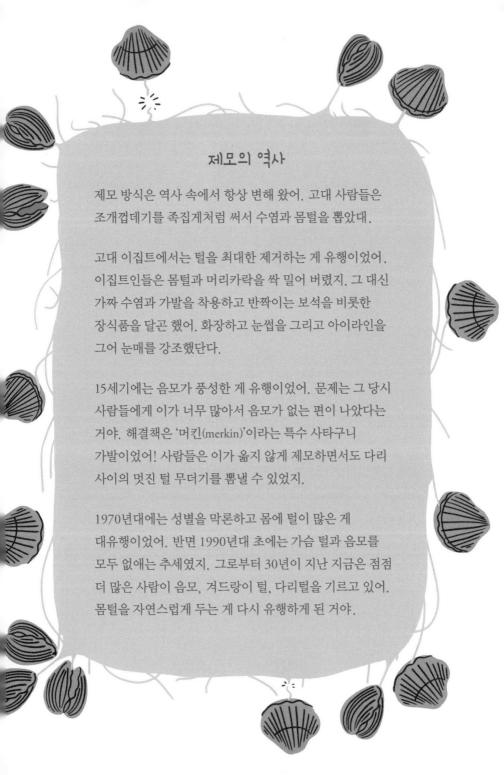

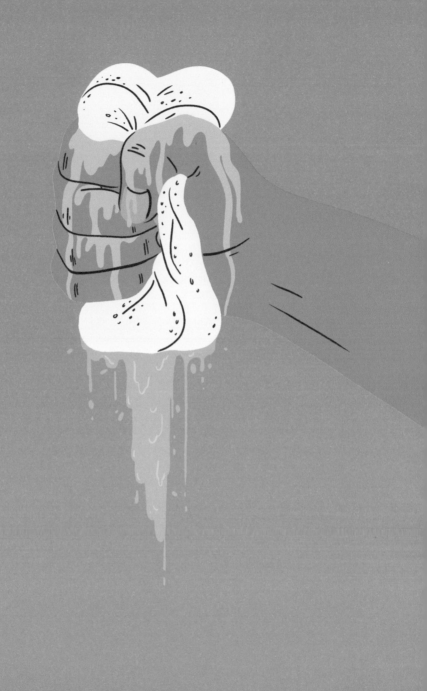

땀

사람이라면 누구나 평생 땀을 흘리며 살아가지. 우리 몸은 움직일 때나 더울 때면 땀을 흘리게 되어 있거든. 체육 시간에 몸을 움직인 뒤 겨드랑이 아래에 땀자국이 생기거나, 배낭을 메고 걸어 다닐 때 티셔츠 등판이 축축해지고 짙은 색을 띠는 건 자연스러운 일이야.

땀은 피부의 미세한 땀샘에서 만들어져. 땀샘이 생성한 체액은 모공으로 흘러나와 얇은 막이나 미세한 물방울 형태로 피부를 뒤덮지. 더워지면 몸은 남아도는 열기를 이용해 땀을 배출함으로써 체온을 낮춰. 땀은 인체에 내장된 절묘한 에어컨 시스템이라고 할 수 있어. 땀이 나지 않으면 우리는 더워서 죽고 말겠지.

그런데 사춘기에는 땀과 함께 새로운 현상이 일어나. 바로 땀에서 냄새가 나는 거야.

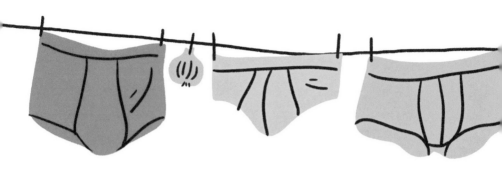

왜 냄새가 나죠?

아이는 어른보다 땀 나는 부위가 적어. 그러다 사춘기가 되면서 겨드랑이와 가랑이에 있는 특수한 땀샘이 작동하기 시작하는데, 아포크린샘이라는 그럴싸한 이름으로 불리지.

아포크린샘에서 땀이 나기 시작하면 냄새가 점점 심해져. 아포크린샘에서 나오는 기름진 분비물을 먹고 싶어 하는 박테리아가 피부에 잔뜩 있기 때문이야. 박테리아도 사람처럼 실컷 먹고 나면 방귀를 뀌고 똥을 싸는데, 배설물에서 안 좋은 냄새가 나는 것도 우리와 마찬가지지. 땀 냄새는 박테리아가 배출한 폐기물인 셈이야.

씻는 습관을 들여 봐

사춘기에는 몸을 씻는 게 정말 중요해. 운동이나 체육 수업을 마치면 반드시 씻으렴! 땀을 흘릴 일이 드물더라도 일주일에 몇 번은 겨드랑이와 가랑이를 수건으로 닦거나 전신 샤워를 해야 해. 보통은 따뜻한 물로 씻으면 충분하고, 비누는 몸 전체가 아닌 겨드랑이에만 써도 돼. 그러면 피부가 건조해지지 않고 피부에 이로운 박테리아가 죽지 않지. 옷에서 냄새가 나거나 더럽지 않다면 세탁할 필요는 없지만, 전날 입은 셔츠의 겨드랑이 부분에서 냄새가 나지 않는지는 꼭 확인하렴.

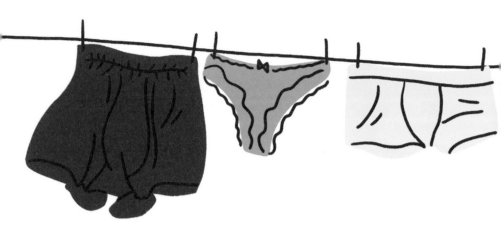

체취와 음식 그리고 문화

어떤 음식을 먹느냐에 따라 체취도 달라져. 어느 문화권에서
살아왔는지에 따라 몸에서 나는 냄새가 다를 수 있다는 거지.
해외여행을 했거나 식생활이 다른 친구네 집에 가 봤다면
이미 알고 있겠지만 말이야. 사람은 익숙한 냄새를 잘 느끼지
못해. 우리의 뇌는 이미 아는 정보에 힘을 낭비하지 않기
위해 익숙한 인상을 차단하거든. 그러니까 자기 몸에서 나는
냄새는 알지 못해도 자기와 다른 냄새를 풍기는 사람은 쉽게
알아차리는 거지.

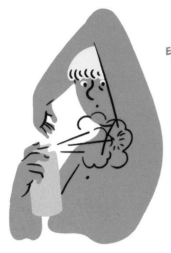

탈취제 만세!

탈취제도 냄새를 없애는 좋은 방법이야. 씻고 나서 겨드랑이에 탈취제를 바르거나 뿌리면 돼. 탈취제는 한동안 모공을 막아서 땀이 덜 나게 하지. 박테리아가 땀을 먹지 못하게 막는 성분이 들어 있기도 해. 그래서 탈취제를 쓰면 땀 냄새가 약해지는 거야.

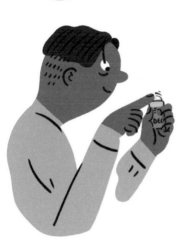

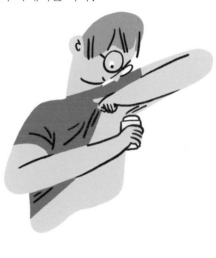

체취가 심할 때는 어떻게 하나요?

- 겨드랑이와 가랑이를 따뜻한 물로 씻어.
- 씻고 나와서 냄새나는 부위 피부에 탈취제를 바르거나 뿌려.
- 깨끗한 옷으로 갈아입어.
- 네 몸에서 냄새가 나는지 잘 모르겠다고? 땀을 흘리고 나서 믿을 만한 사람에게 한번 물어봐.

땀투성이 음낭

가랑이에도 땀이 나니까 냄새도 날 거야. 누구나 일과를 마치고 나면 사타구니에서 특유의 체취를 풍길 수밖에 없어. 그렇다고 가랑이에 탈취제를 사용하면 안 돼. 귀두 피부는 민감해서 독한 화학 물질이나 향수, 비누가 닿으면 건조해지고 따끔거릴 수 있거든. *가랑이는 물로만 씻거나 향이 없는 순한 비누를 사용해 씻으렴.*

체취는 자연스러운 거야

우리는 언제부터 매일같이 몸을 씻고 탈취제나 비누, 향수를 사용하게 된 걸까? 처음부터 그런 건 아니었겠지. 그래, 원래 땀 냄새는 사람에게 자연스러운 현상이야. 동물은 체취를 풍겨 잠재적 파트너를 끌어들이기도 한다. 게다가 몸을 지나치게 씻으면 피부와 정상균 무리(신체에 병을 일으키지 않고 정상적으로 존재하는 균의 무리)의 지방 보호막을 잃게 돼. 그러니 너무 자주 비누로 몸을 씻지 않는 게 좋아. 물론 손 씻기는 예외야.

당황하면 식은땀이 줄줄

좀처럼 엄두가 나지 않는 일을 시도했다가 손이나 겨드랑이가 땀으로 축축해진 경험이 있을 거야. 수업 시간에 발표하려고 손을 들거나 무서운 영화를 볼 때처럼 말이지. 그건 신체의 위기 감지 시스템이 작동하고 있어서야. 손에 땀이 난다는 건 네 몸이 위험에 대처할 준비가 되었다는 뜻이지.

물은 얼마나 마셔야 하나요?

땀을 많이 흘리는 게 좋을 때도 있어. 더위에 더 잘 대처할 수 있거든. 하지만 무덥거나 오랫동안 격렬한 운동을 했을 때는 땀이 심하게 나서 몸속 수분이 과도하게 줄어들 수 있어. 그럴 때는 물을 평소보다 더 마셔야 해. 물을 마시는 건 대체로 건강에 좋지만, 뭐든 적당한 게 좋아. 필요한 양보다 더 많이 마시면 바로 소변으로 나올 거야.

소변이 알려 주는 것

물을 얼마나 마셔야 할지 궁금하니? 소변을 본 다음 변기 안을 살펴봐. 물을 충분히 마시지 않았다면 소변이 진한 노란색일 거야. 색이 물처럼 투명하다면 물을 너무 많이 마신 거고, 연한 노란색이라면 물을 적당히 마신 거지.

땀이 유난히 많이 나요

땀을 너무 많이 흘려서 일상생활에 어려움을 겪는 사람도 있어. 날씨가 덥지 않고 힘을 쓰지도 않았는데 발이 축축해지거나 옷이 흥건히 젖곤 하지. 특히 손발과 겨드랑이에서 땀이 많이 난다고 해. 하지만 그 이유는 과학자들도 아직 제대로 알아내지 못했어. 특별히 강력한 탈취제가 필요하다면 약국에 가서 찾아보렴.

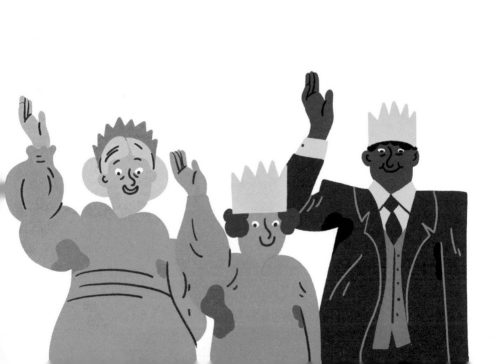

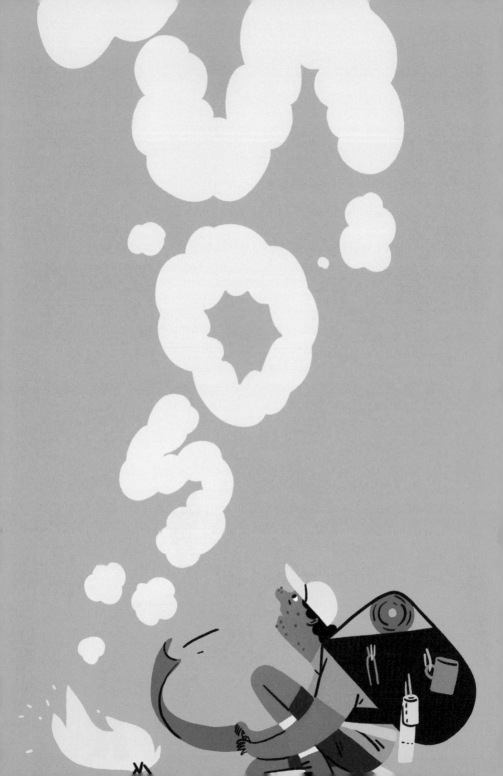

여드름

사춘기에 일어나는 끔찍한 일 중 하나는 여드름이 생긴다는 거야. 붉은 돌기가 작은 화산처럼 튀어나와서 노랗게 곪다가 결국에는 터져 버리지. 보통 중학생 무렵에 나타나는 여드름의 원인은 테스토스테론이야.

피부가 혈액 속 호르몬에 반응해 기름을 더 많이 만들기 시작하면 블랙헤드라고 하는 작고 까만 점과 뾰루지가 생기기도 해. 여드름이란 이런 현상을 아울러 부르는 말이야. 청소년이라면 누구나 여드름이 나지만 그 수와 크기는 사람마다 다르단다.

여드름은 언제까지 생기나요?

사춘기가 일찍 시작된 사람은 남들보다 먼저 여드름이 나. 여드름은 대체로 십 대 후반에 가장 심해. 그리고 이십 대를 지나면서 점차 줄어들어. 하지만 여드름은 청소년만의 문제가 아니야. 성인이 되어서도 여전히 여드름 때문에 고민하는 사람이 많거든.

지성 피부

모공에서는 피지라는 기름진 물질이 생성돼. 피지는 피부를 코팅해서 건조를 막고 촉촉하게 유지해 줘. 사춘기에는 피지 분비가 늘어나서 피부가 번들거릴 수 있어. 지성 피부가 되는 거지. 특히 이마와 코 피부가 지성이 되기 쉬워. 지성 피부에는 블랙 헤드나 뾰루지도 더 많이 난단다.

블랙 헤드

블랙 헤드는 피지가 모공을 마개처럼 막은 채 굳어서 생기는 거야. 겉보기에는 피부에 작고 검은 점이 생긴 것 같지. 노르웨이에서는 블랙 헤드를 '피부 벌레'라고 부르는데, 블랙 헤드를 부드럽게 쥐어짜 보면 왜 그렇게 부르는지 이해할 거야. 모공에서 쑥 빠져나온 피지 줄기는 꼭 작은 벌레처럼 보이지만, 살아 있는 건 아니니까 걱정하지 마. 이 벌레 끝의 검은 머리(black head)를 보면 왜 블랙 헤드라는 이름이 붙었는지 알 거야. 멜라닌 색소가 쌓여서 만들어졌거든. 블랙 헤드를 내버려 두면 여드름이 될 수도 있어.

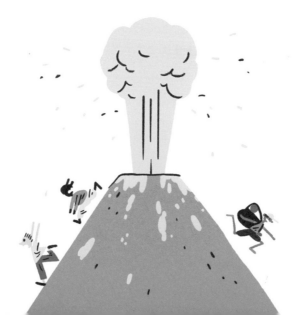

여드름은 지저분하거나 나쁜 것이 아니야!

사람들은 여드름이 잘 씻지 않거나 지저분하게 생활해서 생긴다고 생각해. 하지만 여드름이 생기는 건 불결해서가 아니라 호르몬이 피부에 영향을 미치기 때문이란다.

뽀루지

모공에 염증이 생기면 뽀루지가 나. 모공에 쌓인 피지가 일으키는 자극 때문에 생길 수도 있고 박테리아 때문인 경우도 있어. 염증이 생기면 모공 주위의 피부가 붉어지고 화끈거리며 민감해져. 그러다가 모공에 고름이 차오르지. 고름은 피지, 박테리아, 죽은 세포가 뒤섞인 끈적끈적한 황백색 액체야. 뽀루지는 피부가 살짝 불그스름하게 돋아 오르는 정도로 끝나기도 하지만, 염증이 심하면 크고 깊은 종기가 되기도 해.

피부색과 멜라닌 색소

피부색이 피부 속 멜라닌 색소 양에 따라 결정된다는 거 알고 있니? 멜라닌 색소가 적을수록 피부색이 옅고, 멜라닌 색소가 많을수록 피부색이 어두워져. 그래서 피부색이 짙은 사람을 가리켜 '멜라닌이 풍부한' 사람이라는 표현을 쓰기도 해.

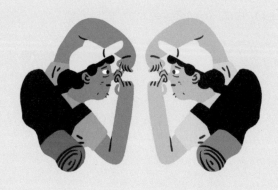

뽀루지 짜기

뽀루지를 짜면 안 된다는 말을 들어 봤을 거야. 하지만 고름과
피지 마개를 없애면 뽀루지의 압박과 통증을 줄일 수 있어.
게다가 피부가 빠르게 회복하도록 도울 수 있지. 그러니 경우에
따라서는 뽀루지를 살살 짜내도 괜찮아.

다만 뽀루지가 충분히 곪아서 짜기 쉬운 상태여야 해. 뽀루지
윗부분이 선명한 노란색이나 흰색을 띨 때 말이야. 피부 바로
아래에 고름이 있다는 의미거든. 얼굴을 따뜻한 물로 씻거나
깨끗한 수건을 데워서 몇 분간 대고 나면 더 쉽게 짜낼 수 있어.

뽀루지가 노랗지 않거나 살짝 눌러도 터지지 않는다면, 그대로
내버려 두는 게 좋아. 충분히 곪지 않은 여드름을 억지로
터뜨리면 피부에 더 많은 자극과 손상을 일으킬 수 있어.

여드름 개수와 크기

여드름이 심하지 않다면 밤에 비누로 세수만 해도 충분할 거야. 부모님의 도움을 받아서 약국이나 슈퍼마켓에서 파는 세안제나 여드름 연고를 구할 수도 있어.

하지만 증상이 유독 심한 청소년도 있어. 여드름이 얼마나 심각한지는 그 개수와 크기로 판단할 수 있어.

- 뽀루지가 한꺼번에 10~40개까지 나더라도 큰 문제는 아니야.
- 뽀루지가 40개 이상 났거나 피부에 큰 멍울 또는 종기가 생겼다면 심각한 상태로 봐야 해.
- 뽀루지가 얼굴뿐만 아니라 등이나 가슴 또는 목에 난 경우도 심각한 상태로 봐야 해.

네가 만약 심각한 상태에 해당된다면 병원에 가서 진료를 받으렴. 여드름용 처방 연고와 조제약이 있으니까 치료를 일찌감치 시작하면 흉터가 남는 걸 예방할 수 있어. 여드름이 신경 쓰여 인간관계를 피하게 되거나 일상생활이 힘든 경우에도 의사와 꼭 상담해 보기를 권할게.

여드름은 전혀 부끄러운 게 아니야. 하지만 여드름 때문에 생활에 지장이 있다면 도움을 요청하는 게 좋아.

여드름 대처법

- 아침에 일어나서, 그리고 자기 전에 세안제로 세수를 해서 피지와 때를 제거하렴. 하루에 두 번이면 충분해. 너무 많이 씻으면 피부가 자극을 받고 건조해져.

- 지성 피부라면 세수하고 나서 수분 크림이나 젤을 바르렴. 건조해진 피부는 스스로를 보호하려고 피지를 더 많이 생성하거든. 그러면 여드름이 더 늘어날 수 있겠지?

- 비비크림이나 컨실러 같은 화장품은 뾰루지를 가려 주지만, 모공을 막아서 뾰루지가 더 많이 날 수도 있어.

- 여드름의 원인에 따라 사용할 수 있는 다양한 일반 의약품이 있으니까 약국에 가서 문의하렴.

- 강력한 여드름 치료제는 병원에서 처방받을 수 있어. 보통 2~3개월은 써야 효과가 나타나니까 참고 기다려야 해.

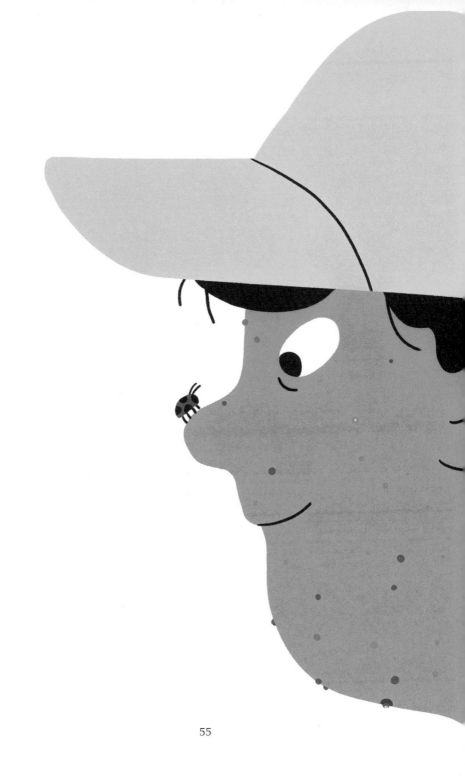

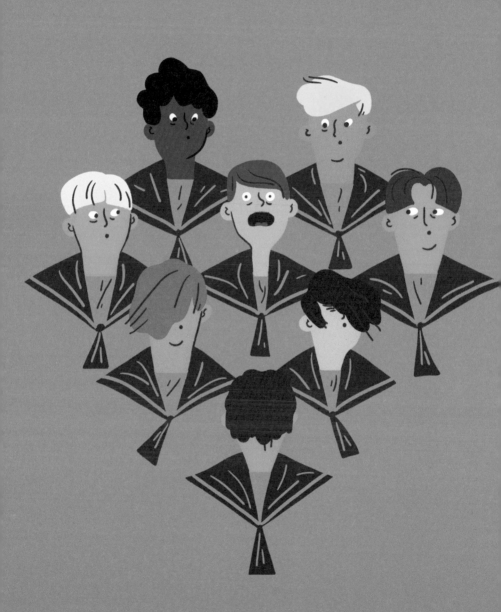

변성기

기타를 연주해 본 적이 있다면 가는 줄이 굵은 줄보다 높은음을 낸다는 걸 알 거야. 우리 목소리도 다르지 않아. 사춘기에는 성대가 발달한단다. 기타 줄과 마찬가지로 성대도 두꺼워질수록 더 낮은 목소리를 내지.

목소리는 어디에서 나오나요?

모든 소리는 파동이야. 목소리도 마찬가지야. 목에 손을 대고 "으으음" 소리를 내면 진동이 느껴질 거야. 네 목소리를 다른 사람이 들을 수 있도록 성대가 음파를 만들어 내는 거란다.

사춘기가 되면 목소리가 예전과는 다르게 변해. 성인, 특히 성인 남성은 남자아이의 높은 목소리보다 한층 낮은 목소리를 내지. 이렇게 목소리가 바뀌는 걸 변성이라고 해.

성대

　목구멍 안에는 후두가 있어. 청소년이나 성인 남자의 후두는 목구멍 한 가운데 있는 작은 공처럼 보이는데, 침을 삼키면 위로 올라가지. 이 부위를 아담의 사과(Adam's apple)라고 부르기도 해.

　기관(氣管) 위쪽에 달린 후두는 근육으로 조절되는 두 개의 인대로 이루어져 있어. 이 인대를 성대라고 해. 네가 말하거나 소리 지르거나 노래를 부르려고 할 때마다 성대가 한데 모여서 기관이 거의 닫히게 돼. 공기가 성대 사이로 움직이면 성대가 기타 줄처럼 진동하기 시작하지. 공기 중에 파동이 일어나면서 목소리가 나오는 거야.

변성

　사춘기에는 후두가 발달해. 성대도 점점 길고 두꺼워져. 우쿨렐레처럼 가늘고 짧은 줄 대신 베이스 기타처럼 굵고 긴 줄이 생기는 거야. 남자아이는 후두가 더 빨리 발달해서 성대가 1.5배나 더 길어지기도 해. 그래서 목젖이 눈에 띄게 튀어나오는 거야.

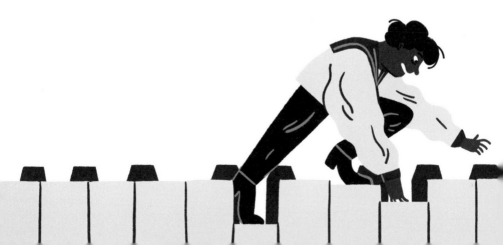

여자도 변성을 겪지만, 남자의 목소리가 더 많이 변해. 남성 호르몬인 테스토스테론이 후두와 성대 발달을 조절하거든. 남자는 테스토스테론이 더 많이 나오기 때문에 성대도 더 길고 두꺼워지는 거야.

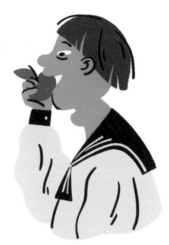

네 목소리는 얼마나 낮아질까?

피아노 건반으로도 아이 목소리와 어른 목소리의 차이를 확인할 수 있어. 흑백 건반으로 내려가는 음계를 연주하면 건반 하나하나가 반음이지. 남자아이의 목소리는 변성기 전보다 최대 8반음, 그러니까 건반 8개까지 낮아질 수 있어. 여자아이의 목소리는 보통 1반음 또는 건반 1개만큼 낮아져.

갈라지는 목소리

보통 변성기에는 목소리를 제어할 수 없어. 어떤 음을 내려고 하면 평소 목소리가 아니라 삐걱거리는 쇳소리가 나오기도 하지. 목소리를 조절하는 근육이 길어진 새 성대에 아직 적응하지 못해서야.

이렇게 사춘기에 목소리가 갈라지는 건 자연스러운 현상이야. 흥분하거나 긴장할수록 더 심하게 갈라지지. 목소리가 자주 갈라져 짜증스러워하는 아이가 있는가 하면, 성대가 근육이 적응할 만큼 천천히 발달해서 목소리가 전혀 갈라지지 않는 아이도 있어. 성대 주변 근육도 다른 근육과 마찬가지로 훈련을 통해 발달시킬 수 있어. 그러니 집에서 샤워할 때마다 노래를 불러 봐. 좀 더 빠르게 네 목소리를 제어할 수 있을 거야.

카스트라토

높고 맑은 목소리를 내는 소년 합창단은 여러 시대에 걸쳐 인기를 끌었어. 이런 목소리를 유지하기 위해 소년 시절에 거세한 남성 가수를 '카스트라토'라고 불렀지. 사춘기를 유발하고 목소리를 낮아지게 하는 테스토스테론이 생성되지 않도록 고환을 강제로 제거한 거야. 끔찍한 아동 학대였지. 다행히도 이제는 남자아이의 영롱한 목소리를 듣기 위해 거세하는 일은 사라졌어.

너만의 목소리를 내 봐

목소리가 높은 남자도 있고 목소리가 낮은 여자도 있지. 키와 털이 그러하듯이 목소리도 사람마다 달라. 이 세상에 너와 목소리가 완전히 똑같은 사람은 없어. 합창단 활동을 하면 저마다 자기 목소리에 따라 다른 역할을 맡잖아. 목소리가 낮으면 베이스를 맡고, 더 높은 음으로 노래하는 데 적합한 목소리는 바리톤이나 테너를 맡지. 서로 다르다는 것은 좋은 일이야. 함께 모여 하나의 합창단을 구성할 수 있으니까!

있는 그대로의
네 목소리로 노래해 봐!

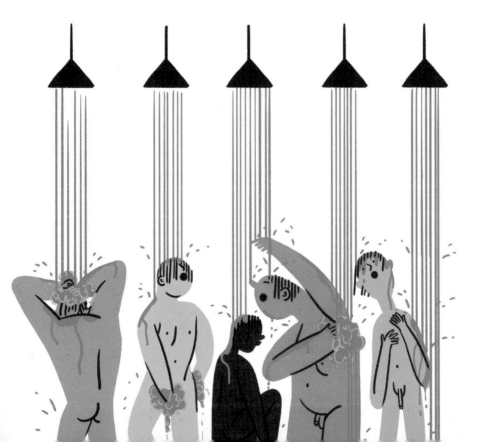

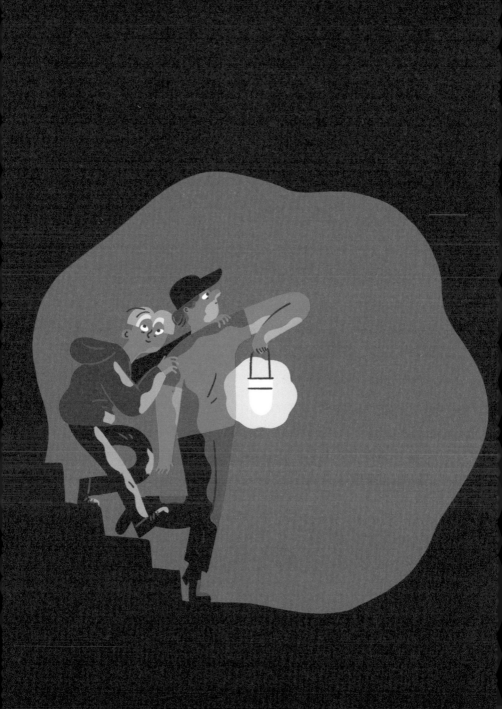

성기

네 성기는 음부 또는 두 다리가 만나는 가랑이에 있어. 음경과 두 개의 고환을 감싼 음낭으로 이루어져 있지. 넌 이미 네 성기를 잘 알고 있을 거야. 태어난 이후로 소변을 볼 때마다 줄곧 써 왔으니까. 그래도 잠시 시간을 내서 거울로 자세히 살펴보면 어떨까?

사춘기에 이르면 네 성기는 외적으로나 내적으로나 크게 변하게 돼. 음경과 음낭이 발달해서 성인의 성기와 비슷하게 보이지. 그리고 얼마 뒤에는 고환에서 정자 세포, 즉 남성 생식 세포가 만들어지기 시작할 거야. 이런 신체 발달을 거치면서 음경은 단순히 소변이 나오는 곳이 아니라 생식기, 즉 성적 쾌락과 재생산을 위한 도구가 돼.

네 성기를 더 잘 알아야 할 때가 온 거야!

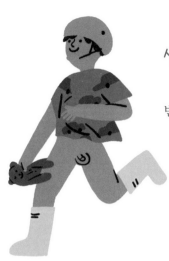

성기의 발달

　성기는 어린 시절부터 성인이 될 때까지 점차 변화한단다.

1. 음낭의 발달

- 음낭과 고환이 커지기 시작해.
- 음낭 피부가 얇아지고 붉그스름해질 수 있어.
- 음경 아랫부분과 음낭 주변에 긴 솜털이 나.

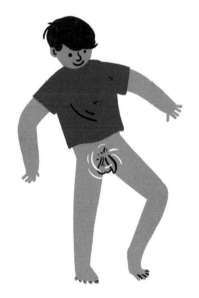

2. 음경의 성장

- 음경이 길어지기 시작해.
- 음낭과 고환이 계속 커져.
- 거칠고 곱슬곱슬한 털이
  가랑이 가장자리로 퍼져 나가.

3. 음경의 본격적 발달

- 음경이 훨씬 길어지고 굵어져.
- 귀두가 더 커져.
- 음낭이 거무스름해져.
- 음모가 엉덩이 위와 허벅지 사이까지 퍼져 나갈 수도 있어.

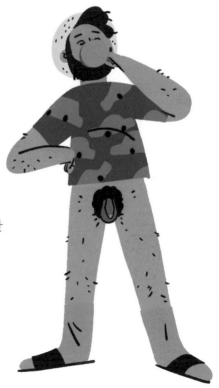

4. 성숙한 성기

- 음경과 음낭이 완전히 발달한 성기가 돼.
- 음부 전체가 음모로 뒤덮여.

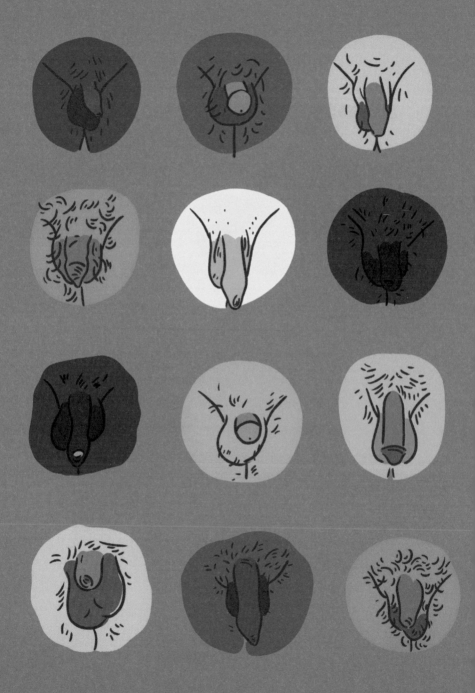

음경

음경은 길거나 짧을 수도 있고 가늘거나 굵을 수도 있어. 몸통은 가늘더라도 귀두는 클 수 있고, 위에서 아래까지 두께가 일정할 수도 있지. 음경의 모양과 크기는 사람마다 천차만별이야. 색깔도 마찬가지지. 음경 피부가 다른 부위보다 거무스름한 사람도 있어. 귀두는 분홍색이나 보라색, 갈색이나 검은색에 이르기까지 다양한 색을 띠지.

다양한 부위와 명칭

음경은 여러 부위로 이루어져 있어. 긴 몸통 끝에 귀두가 달려 있지. 귀두는 그곳을 보호하는 피부 주름인 포피로 뒤덮여 있어. 많은 남자아이가 '포경 수술'이라고 하는 포피 제거 시술을 받아.

포피를 음경에 연결하는 귀두 밑의 가느다란 조직은 '소대'라고 해. 요도는 음경을 관통하는데, 귀두 끝을 보면 정자와 소변이 나오는 요도구를 확인할 수 있어.

사춘기의 음경

사춘기를 맞아 맨 처음 성기에 일어나는 뚜렷한 변화는 음모가 나고 음낭이 커지는 거야. 음경은 그 뒤에야 변하기 시작해. 음경의 몸통이 더 길어지고, 음경을 뒤덮은 두꺼운 피부에 음모가 돋아나지. 음경 피부에 있는 피지선 때문에 흰 반점이나 오돌토돌한 돌기가 생길 수도 있어. 그러다 시간이 지나면서 음경이 굵어지고 귀두가 더 눈에 띄게 발달해.

음경이 가장 빠르게 발달하는 시기는 12~16세까지야. 성기의 형태는 보통 16세쯤에 완성되지만, 음경과 음낭은 이후로도 몇 년간 계속 변하지.

사춘기 이후 음경의 세 가지 역할

- **소변 배출**: 신장에서 만들어진 소변은 흘러내려 가서 방광에 저장돼. 방광이 꽉 차면 소변을 봐야 하지. 소변은 음경 끝에 있는 요도구에서 나와.
- **성적 쾌락**: 음경은 남성의 몸에서 가장 민감한 부위야. 음경으로 자위(성적 쾌감을 위해 자기 몸을 만지는 행위)를 하거나 다른 사람과 섹스를 할 수 있지. 성적 쾌락의 절정을 '오르가슴'이라고 하는데, 사춘기가 지난 남자는 오르가슴을 느끼면 요도구에서 정자를 분출해. 이 현상을 '사정'이라고 해.
- **생식**: 음경은 막대 모양이며 여성 성기인 질에 삽입할 수 있어. 이것을 '질 삽입 섹스'라고 하지. 이성 간에 질 삽입 섹스를 할 때 남성이 질 안에 사정하면 여성이 임신할 수 있어.

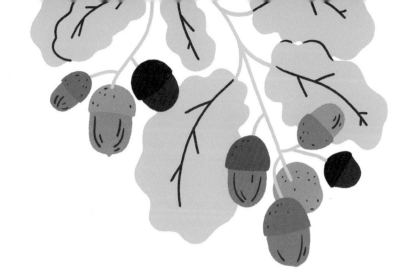

귀두

음경의 주름진 포피 아래에 숨겨진 귀두는 벨벳처럼 매끄럽고 부드러워. 귀두의 라틴어 명칭인 'glans'는 '도토리'라는 뜻이야. 그 끝이 둥그스름하고 아랫부분은 볼록 튀어나와서 도토리처럼 생겼으니 딱 맞는 이름이라고 해야겠지. 귀두는 입속 점막과 같이 얇은 피부로 덮여 있는데, 이 부분에는 털이 자라지 않아.

귀두관

귀두 아래쪽에 튀어나온 테두리를 귀두관이라고 해. 사춘기 남자아이는 음경의 귀두관을 따라 구슬처럼 반짝이는 작은 반점이나 돌기가 한두줄 생길 수 있어. 그래서 마치 음경이 왕관을 쓴 것처럼 보이기도 해. 왜 이런 증상이 나타나는지는 밝혀지지 않았지만, 딱히 해롭지도 않고 보통 몇 년 뒤면 눈에 띄지 않거나 사라져. 이러한 돌기나 반점을 '진주 음경 구진'이라고 해.

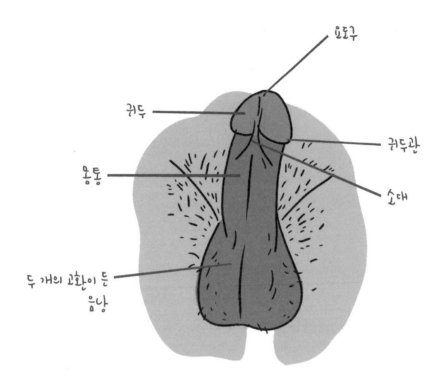

요도구

귀두

귀두관

몸통

소대

두 개의 고환이 든
음낭

가장 민감한 부위

귀두는 음경에서도 유독 민감한 부분이야. 팔을 한번 쓰다듬은 다음에 손바닥을 쓰다듬어 봐. 느낌이 다르지? 신경 말단이 팔보다 손바닥에 더 밀집되어 있어서야. 귀두(특히 소대 근처)는 신경 말단이 제일 밀집된 부위야. 다시 말해 성기가 남성의 성적 쾌락에 가장 큰 영향을 끼치는 기관이라는 거지.

포피

　귀두를 덮고 있는 피부는 엄청 얇아. 귀두의 마찰과 건조를 방지하려면 보호 수단이 더 필요해. 그래서 모든 남자아이가 포피를 지니고 태어나지. 포피가 귀두를 덮고도 남아돌아서 코끼리 코처럼 쭈글쭈글 주름진 사람이 있는가 하면, 포피가 짧아서 뒤로 당기지 않아도 귀두가 보이는 사람도 있어.

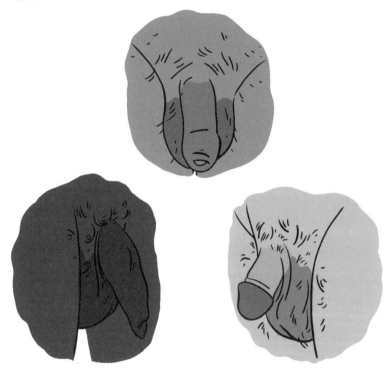

포피는 짧거나 길 수 있고, 헐겁거나 빡빡할 수도 있어.
맨 오른쪽 그림은 포경 수술을 해서 포피가 제거된 음경의 모습이야.

포피 뒤로 당기기

어린 남자아이는 보통 포피가 귀두에 붙어 있어서 뒤로 당길 수가 없어. 나이가 들수록 귀두와의 연결이 느슨해져서 포피를 자유로이 움직일 수 있게 되지. 포피가 움직이기 쉬워질 때까지는 억지로 당기면 안 돼. 까딱하다가는 포피가 찢어지고 염증이 생겨서 더 빡빡해질 수도 있거든.

할례

일부 국가, 문화 및 종교에는 남자 아기의 포피를 잘라서 제거하는 관습이 있어. 이를 '할례'라고 해. 목적이 다를 뿐 사실상 '포경 수술'과 같아. 할례를 하면 귀두가 항상 드러나 있게 되지. 포피가 제거되면 보호막이 사라지는 만큼 귀두 피부가 스스로를 보호하기 위해 두꺼워지고 다소 건조해져. 그래도 귀두가 가장 민감한 부위라는 점은 변함없지.

귀두지

귀두지는 사춘기에 접어들면서 귀두와 포피 사이에 생기는 누르스름하고 끈적거리는 액체야. 귀두 피부와 포피 안의 작은 분비샘에서 만들어지는데, 죽은 피부 세포와 박테리아가 포함되어 있어. 귀두지는 귀두와 포피를 보호하고 마찰로 인한 자극을 줄이는 윤활제 역할도 해.

귀두지를 '고추 치즈(dick cheese)'라고 부르는 사람들도 있어. 귀두지를 오래 내버려 두면 너무 익은 치즈처럼 악취가 나기 때문이지. 그러니까 사춘기에 들어서면 일주일에 적어도 몇 번은, 가능하다면 날마다 귀두를 씻어야 해.

귀두를 씻을 때는 포피를 뒤로 당기고 따뜻한 물로 귀두와 귀두관 아래쪽을 씻어. 비누는 쓰지 마. 귀두 피부가 건조해져서 염증이 생길 수 있거든.

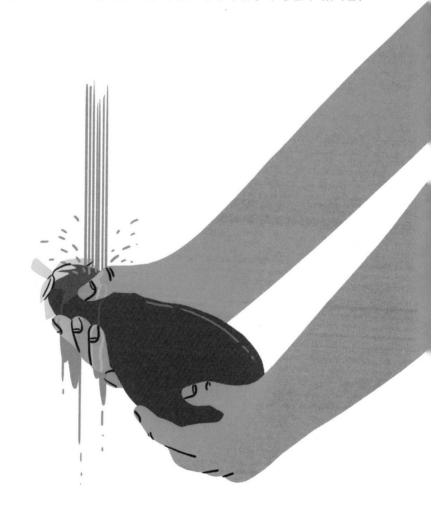

음경은 얼마나 커지나요?

갓 태어난 남자 아기의 음경 길이는 3.5센티미터, 둘레는 4센티미터 정도야. 음경은 다른 신체 부위와 마찬가지로 어린 시절 내내 천천히 발달하고, 사춘기에 접어들어서야 빠르게 자라기 시작해.

지금까지 여러 나라에서 음경 크기를 연구했어. 세계적으로 음경의 평균 길이는 늘어졌을 때 9센티미터, 발기했을 때 13센티미터 정도라고 해. 그리고 발기한 음경의 평균 둘레는 11.5센티미터야.

평균이라고 해서 그 기능이 더 효과적이거나 정상적이라는 뜻은 아니야. 성인 남성의 음경 길이는 7센티미터에서 18센티미터까지 다양해. 다시 말해 음경의 길이와 기능은 아무 상관도 없다는 거지.

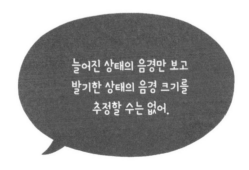

늘어진 상태의 음경만 보고
발기한 상태의 음경 크기를
추정할 수는 없어.

음경 측정법

음경 길이를 재고 싶다면 줄자나 자로 귀두 끝에서부터 음경
아래쪽까지 측정하면 돼. 발기한 상태로 재도 되고, 늘어진
음경을 최대한 잡아당겨서 재도 된단다.

보통은 음경 아래쪽에 어느 정도의 뱃살이 있게 마련이지.
그러니까 딱딱한 치골이 느껴질 만큼 줄자를 뱃살 속에 밀어
넣어야 음경 뿌리까지 제대로 잴 수 있어.

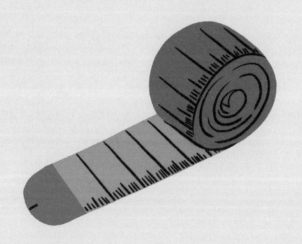

음낭과 고환

음경 아래에는 음낭이 매달려 있어. 음낭 안에 소중하고도 민감한 고환 두 개가 들어 있지. 고환은 오랫동안 큰 변화를 겪지 않지만, 사춘기가 시작되면 무대의 주인공이 돼. 고환이야말로 너를 아이에서 어른으로 바꿔 주는 기관이거든.

고환의 역할

- **테스토스테론 생성**: 남성 호르몬인 테스토스테론은 사춘기 동안 음경을 발달시키고 목소리가 낮아지게 하는 등 다양한 역할을 해.
- **정자 생성**: 정자는 남성의 성세포야. 정자가 여성의 난자와 만나면 아기가 생길 수 있어.

사춘기의 음낭

어린아이의 고환은 포도 알 크기지만, 사춘기가 끝날 무렵에는 약 3~5 센티미터로 자두만 해져. 음낭도 커지지. 사춘기가 시작될 무렵에는 음낭 피부가 얇아지고 붉은색이 될 수도 있지만, 사춘기 후반에는 대체로 다른 부위보다 거무스름해져. 피부색에 따라 분홍색에서 검은색까지 다양한 색을 띤단다.

털북숭이, 땀투성이

사춘기에는 음낭이 점차 털로 뒤덮여. 음낭 피부가 워낙 얇다 보니 크기가 커지면서 혈관이 두드러지기도 해. 날씨가 더우면 더욱 그렇지. 하지만 걱정할 필요는 없어. 더운 날에 몸의 혈관이 더 두드러지는 건 자연스러운 현상이니까 안심해도 돼.

두 개의 삶은 달걀

두 손으로 음낭을 부드럽게 쥔 다음 손가락 두 개로 고환을 한 번에 하나씩 잡아 봐. 타원형 모양과 매끄러운 표면이 느껴질 거야. 살며시 눌러 보면 삶은 달걀처럼 부드러우면서도 견고한 느낌이 들지.

고환은 보통 하나가 다른 하나보다 좀 더 크고 아래로 늘어져 있는데, 그 이유는 아직 밝혀지지 않았어.

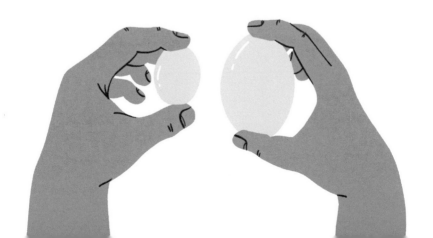

부고환

두 고환의 위쪽과 뒤쪽 중간쯤을 만
져 보면 부드럽고도 울퉁불퉁한 조직
이 느껴질 거야. 이것을 '부고환'이라
고 해. 바나나 모양이고, 완전히 발달
하면 크기가 3~4센티미터에 이르지. 고환에
서 만든 정자를 성숙시키고 저장하는 역할을 해.

음낭 뒤쪽 부위는
'회음'이라고 해.
'샅'이라고도 부르지.

고환이 하나뿐이라면?

남자 아기는 대부분 음낭 안에 고환이 두 개씩 있어. 하지만
모두가 그런 건 아니야. 100명 중 4명 정도는 고환이 하나만
있거나 아예 없을 수도 있단다. 고환이 어디로 간 거냐고?
여전히 몸속 어딘가에 있어. 고환은 원래 태아일 때 배
안쪽에서 만들어진 다음 출생 전에 서서히 사타구니 아래로
이동해 음낭 안에 도착하거든.

하지만 가끔은 고환이 목적지까지 내려오지 않는 경우가 있어.
그래서 의사들은 남자 아기가 태어나면 음낭을 꼭 검사해.
고환이 아직 배 속에 있는 아기는 두 개를 모두 올바른 위치에
가져다 놓는 수술을 받게 되지.

적당한 온도가 필요해

고환은 까다로운 녀석이야. 그래서 딱 적당한 온도를 맞춰 줘야 해. 체온보다 2도쯤 낮은 35도가 적당하지. 온도가 너무 높으면 정자에 안 좋거든.

이처럼 낮은 온도를 유지하려다 보니, 사람의 체온과 기분에 따라 음낭 모양이 변하기도 해. 음낭과 고환 피부 사이에는 두 개의 얇은 근육 막이 있어. 하나는 음낭을 몸 가까이 끌어당기거나 반대로 다리 사이에 축 늘어지게 해. 다른 하나는 고환을 감싼 피부의 팽팽함을 조절하지. 그래서 음낭이 건포도처럼 작고 쪼글쪼글해지거나 콩 주머니처럼 매끄럽고 헐거워지는 거야.

더워서 땀이 많이 나면 음낭이 느슨하고 헐렁해져서 피부를 당겨 고환에서 떼어 낼 수 있지. 그러면 고환이 몸에서 적당히 떨어져 식어. 반면 찬물로 몸을 씻은 직후에는 음낭이 급격히 쪼그라들고, 고환은 사타구니로 파고들다시피 해서 몸에서 충분한 열을 얻게 돼.

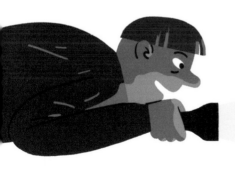

민감한 녀석들

음낭 근육이 어떻게 움직이는지 확인하는 재미난 방법을 알려 줄게. 허벅지 안쪽을 간지럽히거나 꼬집어 봐. 건드린 쪽 음낭이 쪼그라들어 고환이 몸에 좀 더 붙게 될 거야. 우리 몸은 이렇게 자동 반사 작용을 하며 고환을 보호하지.

취급 주의!

고환은 몸 아래에 달린 만큼 타격과 충격에 쉽게 노출돼. 그래서 겁이 나거나 힘든 신체 활동을 하면 음낭이 빠르게 수축해서 조여들지. 너도 체육 수업이나 축구 경기를 마치고 나서 음낭이 방패처럼 단단해진 경험이 있을 거야.

탁구공 고환

어떤 남자들은 노르웨이에서 '탁구공'이라고 부르는 고환을 가지고 있기도 해. 고환을 몸에 연결하는 근육 조직이 다소 짧아서 고환이 도로 사타구니 안쪽으로 튕겨 들어가는 거야. 그래서 음낭 안에 두 개의 고환 중 하나만 있을 때도 있어.

정상적이고 무해한 현상이니 걱정할 필요는 없어.

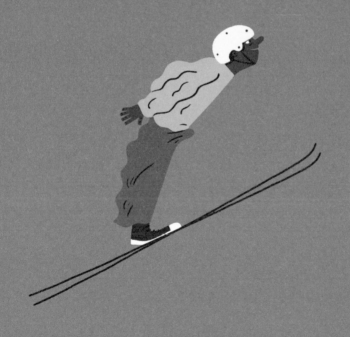

발기

평소에는 부드럽고 유연하던 음경이 갑자기 나무 조각처럼 뻣뻣하고 단단해질 때가 있어. 아마 너도 성기가 '섰다'라거나 '성났다'라는 표현을 들어 본 적이 있을 거야. 음경이 부풀거나 꼿꼿해지는 현상을 발기라고 해. 음경에 혈액이 차올라서 모양이 바뀌는 거지.

사실 너도 오래전부터 이미 겪어 온 일이야. 태어나기 한참 전부터 발기를 경험했으니까 말이야. 네가 엄마 배 속에 있는 동안에도 네 음경은 뻣뻣해지는 연습을 해 왔어. 몸속으로 이어지는 혈관이 제대로 발달하고 있는지 확인하려고 말이야.

세 개의 스펀지

음경 안에 요도를 둘러싼 세 개의 긴 관은 스펀지처럼 작용하는 발기 조직으로 채워져 있어. 말라서 작고 쭈글쭈글해진 스펀지를 물에 담그면 팽창하듯이, 발기하면 평소보다 더 많은 혈액이 음경 안으로 흘러들지. 그렇게 발기 조직이 채워져서 음경이 커지는 거야.

발기한 음경은 만지면 단단하고 구부리기가 매우 힘들어. 발기 조직이 모양을 유지하는 결합 조직의 단단한 캡슐로 둘러싸여 있기 때문이지. 비닐봉지에 공기를 꽉 채우면 단단해지는 것과 같은 이치야. 물론 공기 자체는 단단하지 않지만, 플라스틱 막 때문에 그렇게 느껴진단다.

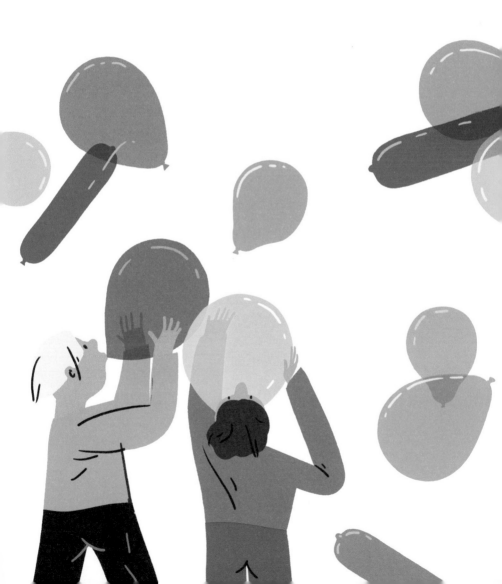

아침 발기

아침에 발기한 상태로 깨어나는 것은 자연스러운 일이야. 흔히 '아침 발기'라고 하는 현상이지. 실제로 남자는 밤중에도 몇 번씩 발기해. 밤에는 신경계가 완전히 이완되기 때문이야. 몸이 스스로 유지 관리 작업을 하고 음경이 제대로 작동하는지 확인할 기회인 셈이지. 게다가 테스토스테론 수치는 아침에 가장 높은데, 그 수치가 높을수록 발기가 잘되거든. 그러니 아침에 음경이 뻣뻣해진 채 일어나도 놀랄 것 없어.

아침에 무심코 성기에 손을 대고서야 발기한 것을 깨닫는 사람이 있는 반면, 깨어나자마자 발기했다는 걸 알아차리는 사람도 있어. 불편하고 성가신 현상이라 생각할 수 있지만, 한편으론 신기하고도 재미있게 여길 수도 있지.

성적 흥분

발기는 '성적 흥분'이라는 신체 반응의 일부이기도 해. 성적 흥분이란 성기에서 몸 전체로 퍼져 나가는 달콤하고 짜릿한 감각이야. 음경에 혈액이 흘러들어서 딱딱해지면 심장이 더 빨리 뛰어. 한편으론 몸 밖에서 일어나는 일에 집중하기 어려워지지. 특별하고도 기분 좋은 경험이야.

무엇이든 너를 성적으로 흥분하게 할 수 있어. 사랑하는 사람에 관한 생각, 등을 간지럽히는 손길, 키스……. 다른 사람에게 매력 또는 신체적 친밀감을 느끼거나 포옹하면서 흥분하기도 하지. 하지만 딱히 이유가 없을 수도 있어. 사춘기에는 언제고 뜬금없이 흥분하기도 하니까.

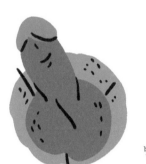
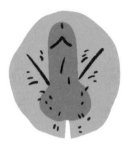
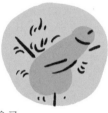

곧거나 휘었거나

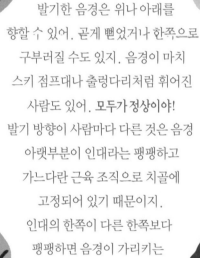

발기한 음경은 위나 아래를
향할 수 있어. 곧게 뻗었거나 한쪽으로
구부러질 수도 있지. 음경이 마치
스키 점프대나 출렁다리처럼 휘어진
사람도 있어. **모두가 정상이야!**
발기 방향이 사람마다 다른 것은 음경
아랫부분이 인대라는 팽팽하고
가느다란 근육 조직으로 치골에
고정되어 있기 때문이지.
인대의 한쪽이 다른 한쪽보다
팽팽하면 음경이 가리키는
방향도 달라져.

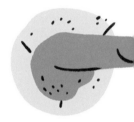
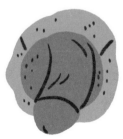
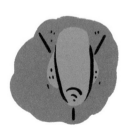
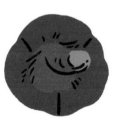

우리는 왜 성적으로 흥분할까?

우리 몸이 성적 흥분을 하는 데는 실용적이고도 단순한 이유가 있어. 성적 흥분은 질 삽입 섹스를 가능하게 하고, 질 삽입 섹스는 아기를 태어나게 하지. 즉 인류가 지속될 수 있게 하기 위해서야.

원치 않는 발기

사춘기에는 전혀 흥분하지도 않았는데 난데없이 발기할 수 있어. 남자아이라면 누구나 일상적으로 겪는 일이야. 수업 중이거나 수영장에 있을 때처럼 곤란한 순간에 갑자기 음경이 일어서는 거지. 정말 짜증 나는 상황일거야. 네 몸이 너에게 반항하거나 너를 바보로 보이게 하려는 것처럼 느껴지겠지. '내 성기도 내 마음대로 할 수 없다니!'

게다가 더 화나는 점은 주변 사람들이 네가 무언가 또는 누군가 때문에 흥분한 줄 안다는 거지. 넌 뜬금없는 신체적 충동에 휘말린 것뿐인데 말이야. 그런 상황에서는 아무리 긴장을 풀려고 애써도 소용없어.

갑작스러운 발기에 대처하는 방법

음경은 시간이 지나면 저절로 가라앉아. 하지만 부적절한
상황에서의 발기는 최대한 빨리 끝내고 싶지. 갑작스럽게
발기했을 때 시도할 수 있는 몇 가지 방법을 알려 줄게.

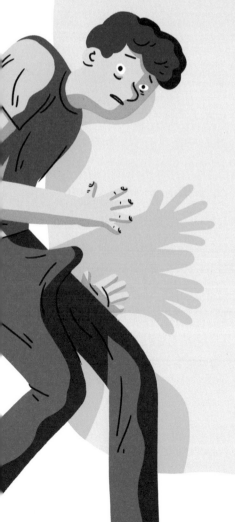

- 주머니에 한 손을 넣고 바지를 들어
  올려서 발기한 모습이 눈에 덜 띄게 해.

- 성기를 배 위로 뒤집어서 허리띠 아래
  놓이게 하렴.

- 팔에 카디건이나 수건을 걸쳐서
  사타구니 앞을 가려 봐.

- 끔찍하거나 슬픈 일을 떠올려 봐.

- 물을 쓸 수 있는 상황이라면 사타구니를
  찬물로 적셔 봐.

- 혼자서 은밀한 장소에 있을 수 있다면
  자위해서 발기를 가라앉혀도 돼.

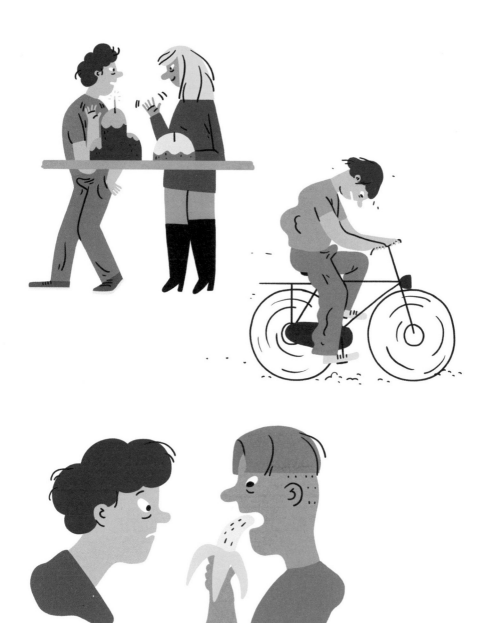

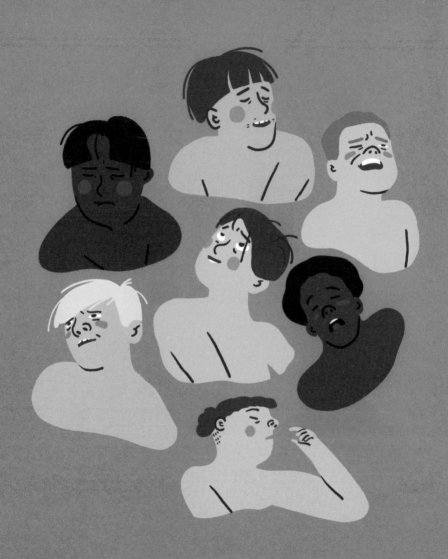

자위

자위가 뭐예요?

자위란 쾌감을 느끼려고 자신의 성기를 만지는 행위야. 누구나 자위를 할 수 있어. 성적 흥분을 달래는 자연스러운 행동이지. 마치 배고플 때 음식을 먹는 것과 같아. 물론 자위하지 않는다고 죽을 일은 없지만 말이야.

자위는 잘 몰랐던 자신의 몸과 취향을 찬찬히 알아 갈 수 있는 좋은 방법이야.

자위는 언제 시작하나요?

자위에 나이 제한은 없어. 어린 시절부터 스스로 모든 것을 알아내어 성기를 만지는 사람도 있고, 다른 사람의 이야기를 듣고서야 자위를 시도하는 사람도 있지. 남자아이들은 대부분 사춘기에 들어서기 전에 자위를 경험하지만, 그 시기는 저마다 달라. 9~14세에 자위를 시작할 수도 있고, 또 누군가는 자위에 전혀 관심 없을 수도 있으니까. 너도 스스로 준비되었다고 느낄 때 자연스레 자위하게 될 거야.

남성의 자위 방법

자위할 때는 음경, 특히 음경에서도 가장 민감한 귀두를 자극해야 해. 음경을 잡고 손을 귀두와 몸통의 위아래로 움직이는 거야. 포피가 있다면 그걸 위아래로 잡아당겨도 기분이 좋아진다고 해. 얼마나 세게 움켜쥘지, 어디에 압력을 가할지 다양하게 실험할 수 있어. 많은 사람이 자위할 때 침이나 수분 크림, 윤활제를 사용하는데, 포경 수술을 했다면 더욱 그렇지. 윤활제를 쓰면 손이 음경 위로 한층 매끄럽게 움직일 수 있고 자극도 강해지거든.

● 안과 밖

삽입 섹스를 하면 어떤 느낌일지 궁금해하는 남자아이들은 이런저런 물건에 성기를 집어넣고 싶은 충동을 느끼지. 멜론이나 가죽 소파 또는 자위기구를 써 보는 사람도 있어. 상상력만 풍부하다면 뭐든 활용할 수 있겠지만, 성기가 다치거나 끼일 수 있는 물건은 절대 쓰지 마. 그리고 다른 사람의 소유물을 존중하는 자세도 중요해. 남의 물건을 허락 없이 자위 기구로 쓰지 말고, 식료품은 사용한 뒤엔 꼭 버리도록 하렴.

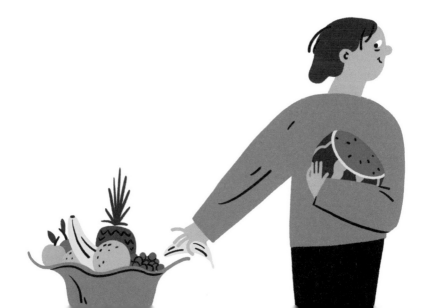

• 항문 자위

  자위하면서 항문을 만지거나 그 안에 이런저런 물건을 집어넣는 사람들
도 있어. 하지만 항문에 무언가를 넣는 행동은 매우 조심해야 해. 항문 깊
이 물건이 미끄러져 들어가면 다시 꺼내기 어렵거든.

• 함께하는 자위

  사춘기에는 친구들과 함께 자위하는 아이들도 있어. 이런 행위에 관심
있는 사람도 있겠지만 자위는 지극히 개인적인 일이라고 여기는 사람도
있어. 기억해. 너의 성생활과 몸에 있어 경계선을 정할 수 있는 사람은 너
자신뿐이야.

• 발견의 여정

  남성의 몸은 모두 같은 부위로 이루어져 있지만, 취향은 저마다 다를 수
밖에 없어. 너 자신을 알아 가면서 네 마음에 드는 자위 방법을 찾아봐!

여성의 자위 방법

자위는 성별을 떠나서 자연스러운 행동이야. 여자아이도
남자아이와 다르지 않아. 자기 성기를 만지는 방식으로
자위하지. 보통은 음핵을 문지르고 쓰다듬어. 음핵은 남자의
귀두처럼 여자의 몸에서 가장 민감한 부위거든.

자위에 관한 거짓말과 헛소리

자위는 건강하고 즐거운 행위인데도, 어떤 사람들은 자위를 끔찍한 잘못이라고 생각해. 그 이유 중 하나는 여전히 많은 문화와 종교에서 자위를 수치스러운 일이나 나아가 죄악으로 여긴다는 거야.

기독교 성경에 따르면, 오난이라는 남자는 여성과 성관계를 맺을 때마다 임신시키지 않으려 정액을 땅바닥에 쏟아 버리곤 했대. 그 모습을 본 신이 오난을 죽게 했다고 하지. 많은 사람이 이 이야기를 오난이 정자를 낭비한 죄를 지어 벌을 받았다고 해석했어. 여기에서 유래한 오나니즘(onanism)은 아직도 많은 언어에서 자위를 가리키는 단어로 쓰이고 있어.

지금 이 시대에도 사람들이 자위를 못 하게 겁을 주려는 속설과 거짓말이 날조되고 있어. 자위하면 눈이 멀거나 손바닥에 털이 난다고 주장하는 사람도 있지. 정자가 다 떨어져서 나중에 아이를 가질 수 없을 거라고 말하는 사람도 있어. 자위로 정자를 남용하면 나이 먹은 뒤에 등이 구부러진다는 속설도 있단다.

이 모두가 헛소리에 지나지 않아. 자위는 무해할 뿐만 아니라 오히려 이로운 행위란다.

사람들은 자위를 얼마나 자주 하나요?

자위를 얼마나 자주 할 수 있거나 해야 하는지에 대한 정답은 없어. 날마다 또는 하루에도 여러 번 할 수도 있고, 자위를 거의 하지 않을 수도 있지. 자위가 학업이나 취미, 친구와 보내는 시간을 방해하지 않는 한 네가 원하는 만큼 해도 돼.

물론 잦은 자위는 음경에 부담을 줄 수 있어. 귀두를 너무 많이 문지르면 민감해지고 갈라지거나 통증이 생길 수도 있거든. 하지만 음경 피부는 빠르게 회복되니까 딱히 해롭지는 않아. 음경이 쓰라리지 않을 때까지 기다렸다가 다시 자위하면 돼.

환상의 세계

자위할 때 너를 흥분시키는 사람이나 몸, 성적 상황에 관련한 몽상을 하는 건 정상이야. 이런 몽상을 '성적 환상'이라고 해. 잘못된 성적 환상은 없어. 무슨 생각을 하든 부끄러워하지 않아도 돼. 네가 어떤 성적 환상을 품었는지 아무도 모르게 한다는 전제로 말이야.

-주의 사항-
공공장소 말고
은밀한 공간에서 할 것!

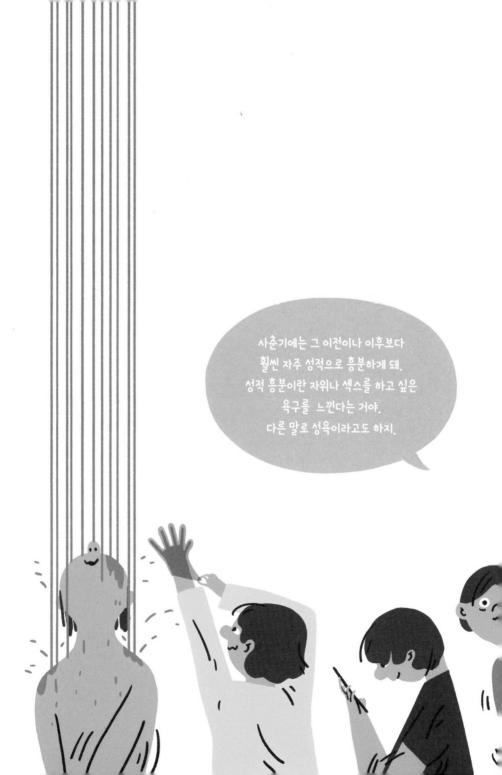

자위는 건강한 행위야

자위는 몸과 마음의 건강에 유익한 행위야.

자위는 기분을 좋게 만들고 혈관을 통해 몸속에 행복 호르몬을 퍼뜨리거든. 엔도르핀과 옥시토신이 분비되지. 긍정적 감정을 불러일으켜 자신감과 자존감을 높일 수 있어. 잠시나마 인생의 온갖 걱정거리를 차단하고 즐거운 생각만 하며 휴식을 취하는 셈이야.

긴장과 스트레스를 풀고 숙면과 휴식을 취하는 데도 도움이 돼. 한마디로 자위하지 않을 이유가 없는 거지!

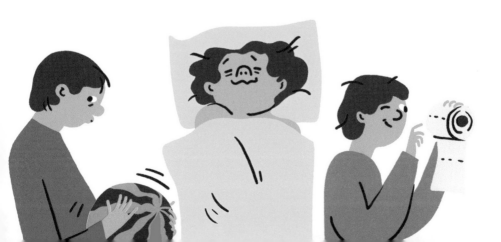

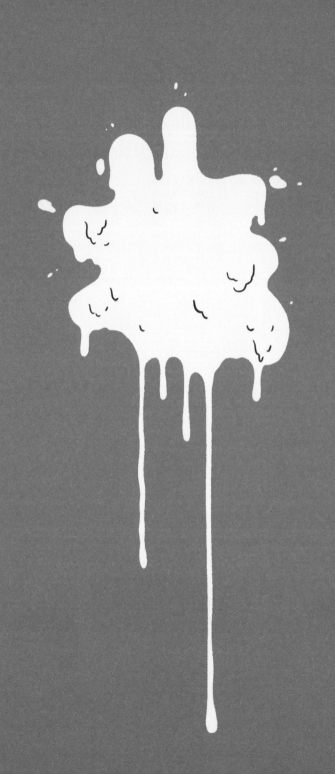

오르가슴과 사정

오르가슴이 뭐예요?

자위하면 짜릿한 느낌이 고조되다가 성기가 팽팽히 긴장해. 마치 소변이 급할 때처럼 엄청난 압박감이 느껴지지. 오르가슴은 뜨뜻하거나 욱신욱신한 감각이 점점 더 강렬해지는 것으로 묘사되기도 해. 압박감이 최고점에 이르면, 재채기가 나오려고 할 때와 살짝 비슷한 느낌이 들다가 갑자기 확 풀어져 버려. 긴장이 느슨해지면서 오르가슴이 일어나지.

오르가슴은 네 몸이 만들어 낼 수 있는 최고의 느낌이야. 성기 근육이 리드미컬하게 수축하면서 몸 전체에 달콤하고도 짜릿한 쾌감을 파도처럼 일으키거든.

> 오르가슴은 보통 팽팽히 당겼던 활을 놓을 때처럼 찾아와.

오르가슴을 느끼면 어떻게 되나요?

오르가슴은 행복 호르몬과 사랑 호르몬으로 몸을 채워 기분을 평온하게 해. 오르가슴에 다다랐을 때 느긋해지고 졸음을 느끼는 사람도 있지. 조금 전만 해도 뻣뻣하고 딱딱하던 성기가 흐물흐물하게 부드러워져. 자위가 너무 즐거워서 바로 다시 시작하려 드는 사람도 있지만, 음경을 일깨우려면 시간이 걸릴 수 있어. 음경은 보통 오르가슴이 일어난 뒤에는 한동안 축 늘어진 상태니까.

최초의 사정

사춘기에 이르면 사정이 시작돼. 오르가슴이 일어나는 것과 동시에 정액, 즉 정자가 들어 있는 끈적끈적한 액체가 음경에서 뿜어져 나오거나 뚝뚝 떨어지지. 최초의 사정은 자위하다가 겪는 게 보통이지만, 잠자다가 일어날 수도 있어. 이를 몽정이라고 해.

몽정

몽정은 자는 동안 오르가슴을 느끼고 사정을 하는 거야. 보통 성적으로 흥분되는 꿈을 꿀 때 몽정하지. 영어로는 'wet dream(젖은 꿈)'이라고 하는데, 정액이 잠옷 바지나 침대 시트에 끈적거리는 얼룩을 남기기 때문이야. 몽정은 특히 사춘기에 흔하지만, 평생 일어날 수도 있어. 하지만 몽정을 한 번도 겪지 않는 남자들도 있긴 해.

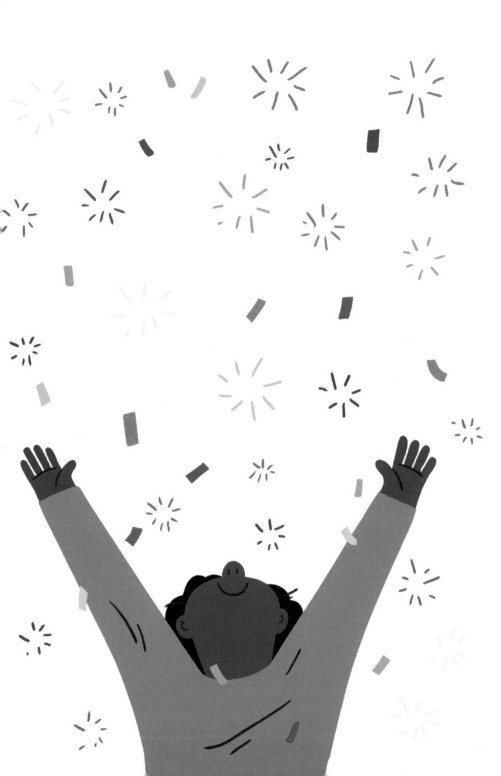

남성의 이정표

최초의 사정은 사춘기의 가장 큰 이정표라고 할 수 있어. 그 전후가 명확하게 구분되지. 네가 사정을 했다면 이제는 성적으로 성숙한 거야. 사정은 신체 내부가 완전히 성숙했고 고환이 정자를 만들고 있다는 신호거든. 다시 말해 네가 원한다면 언젠가는 아이를 가질 수 있다는 의미야.

남자아이들은 대체로 12~14세에 최초의 사정을 경험한단다. 하지만 사춘기의 다른 모든 현상과 마찬가지로 첫 사정 시기도 사람마다 다르지. 다만 사춘기에 들어서고 얼마쯤 지난 뒤에야 사정을 겪게 된다는 것만큼은 확실해.

대부분은 자위로 충분히 연습해 본 뒤에야 오르가슴을 느낄 수 있어.

내 몸속의 씨앗

최초의 사정을 'spermarche'라고 하기도 해. sperm은 고대 그리스어에서 유래했고 '씨앗'을 뜻하는 말이야. arche는 '시작'을 뜻해. 따라서 spermarche는 '씨 뿌리기가 시작되었다'라는 의미겠지.

마른 오르가슴

오르가슴과 사정은 보통 동시에 일어나지만, 엄연히 각기 다른 두 개의 물리적 과정이야. 오르가슴은 황홀한 감각이고, 사정은 정자가 나오는 현상이지. 사춘기 이전에 느끼는 오르가슴은 사정이 없는 마른 오르가슴이야. 사춘기 이후에도 마른 오르가슴을 느낄 수 있지만, 대체로 사춘기부터는 오르가슴과 사정이 함께 일어나게 돼.

사정을 할 때 일어나는 일

사정을 하면 음경의 요도 주변 근육이 율동적으로 수축해. 음경이 수축할 때마다 정액이 수차례 뿜어져 나오거나 흐르거나 뚝뚝 떨어져. 물총을 쏠 때도 그렇듯이, 물을 전부 빼내려면 몇 번을 쥐어짜야 해. 사정을 할 때 정액이 발사되는 거리를 측정해 보니 최대 2.5미터였다고 보고한 과학자도 있지만, 이런 경우는 어디까지나 예외적이고 목표로 삼을 필요도 없지. **보통 사정 거리는 30센티미터를 넘지 않아.** 누워서 사정한다면 정액이 배나 가슴에 떨어질 만한 거리지. 정액이 솟아 나오지 않고 줄줄 흘러나오는 사람도 있는데, 그렇더라도 전혀 문제없어.

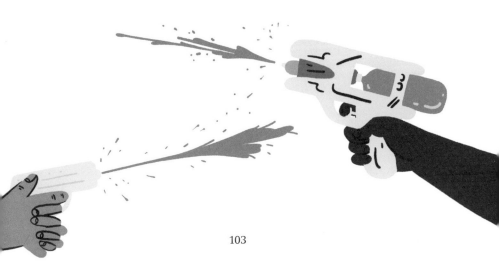

사정 속도

음경이 정액을 배출하는 속도는 그야말로 놀라워. 정액은 시속 20킬로미터로 발사될 수 있어. 10.7초에 60미터나 날아가는 셈이야. 네가 너의 정자보다 빠르게 달릴 수 있는지 시험해 보는 건 어때?

사정은 어떤 느낌인가요?

사정을 할 때의 느낌을 입구가 막혀 버린 치약 튜브를 누르고 또 누르는 것 같다고 표현하기도 해. 갑자기 굳어 있던 부분이 뻥 뚫리고 정액이 뿜어져 나오는 거야. 너무나 급한 소변을 마침내 보게 될 때와 비슷하기도 하지.

> 오르가슴을 느끼는 순간을 '싼다'라고 표현하기도 해.

수치심과 공허함

오르가슴을 느낀 직후에 허무해 하는 사람도 있어. 자신이 더러워졌다고 느끼거나 서글퍼하는 사람도 있지. 자위했다는 사실이나 자위하는 동안 머릿속을 스쳐 간 몽상 때문에 부끄러운 걸까? 자위하고 오르가슴을 느낀 뒤에 기분이 찝찝하다면, 거의 모든 사람이 자위한다는 걸 기억하렴. 넌 네 몸을 통해 쾌감을 느끼고 즐거워할 자격이 있어.

정액은 어떻게 생겼나요?

사정을 할 때 나오는 정액의 양은 보통 티스푼으로 한두 스푼 정도야. 정액은 흰색, 회백색, 노란색일 수도 있고 반투명할 수도 있어. 사람마다 다를 뿐만 아니라 상황에 따라 달라지기도 해.

- 마지막으로 사정한 지 오래됐다면 정액은 비교적 양이 많고 한층 끈적거리며 노란색을 띨 거야. 작고 젤리 같은 덩어리가 지기도 하지.
- 마지막으로 사정한 지 얼마 되지 않았다면 정액은 양이 적고 한층 묽거나 투명할 거야. 정액 저장소는 하루만 지나면 빠르게 도로 채워져.

정액은 음경에서 나올 때는 액체지만 금세 젤리 같은 형태로 응고돼. 그러다 30분쯤 지나면 다시 액체가 되어 흘러내려. 과학자들은 정액의 이런 성질이 질 삽입 섹스 이후 정자가 여성의 몸 밖으로 흘러나오지 않도록 한다고 생각한단다. 정액이 일정 기간 질 안에 머물러야만 여성이 임신할 가능성이 커지거든.

정액의 냄새와 맛

정액에서는 쉽게 알아차릴 수 있는 특유의 냄새가 나. 수영장 물과 바닷물을 섞은 듯한 냄새가 살짝 풍기지. 정액에는 과당이 많아서 맛과 냄새가 은근히 달콤할 수도 있어. 정액의 냄새와 맛은 먹는 음식에 따라 조금씩 달라져. 호기심에 자기 정액을 맛보는 건 해롭지 않고 그리 이상할 것도 없어. 하지만 자기나 다른 사람의 체액을 맛보는 게 불쾌하고 이상한 짓이라 생각하는 사람도 있겠지.

사정한 정액은 어떻게 처리하나요?

정액은 젤리처럼 굳어져 뭉칠 수 있어. 굳은 정액을 씻어 내려면 비누와 물을 써야 해. 네 방에서 자위하거나 자주 몽정한다면 몸을 닦아 낼 수 있는 물건을 방 안에 두는 게 좋아. 휴지로 닦은 다음 휴지통에 버리거나 변기에 넣고 물을 내릴 수도 있겠지.

옷이나 침대 시트로 몸을 닦고 나서 직접 빨지 않는다면 세탁하는 사람이 얼룩을 발견하는 것을 각오해야 해. 뭐, 그다지 끔찍한 일은 아니야. 정액은 자연스러운 것이고, 성인이라면 보통 너보다 훨씬 정액에 익숙하거든.

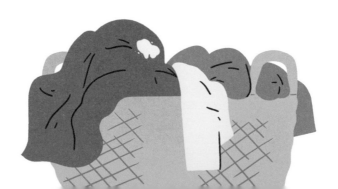

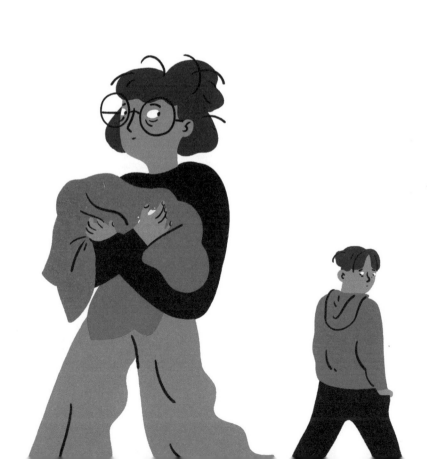

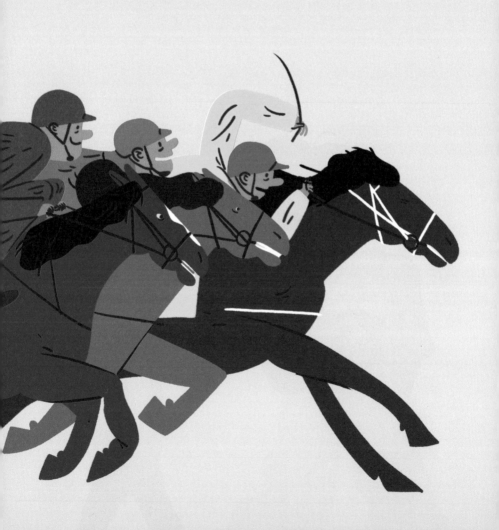

정자 공장

정자

사춘기가 시작되고 몇 년 지나면 고환이 말 그대로 '깨어나게' 돼. 남성의 성세포인 정자를 만들기 시작하는 거야. 정자는 너무 작아서 현미경으로만 볼 수 있어. 현미경으로 정자를 관찰하면, 둥근 머리에 긴 꼬리를 휘두르며 헤엄치는 모습이 꼭 올챙이처럼 보여. 이렇게 작고 꿈틀거리는 정자가 하루에 수백만 개씩 만들어진다니 정말 놀라운 속도지! 네 몸은 평생 정자를 생산하겠지만, 시간이 지날수록 양은 줄어들고 질도 낮아질 거야.

고환: 생산의 중심

고환은 정자 공장의 중심이야. 생식 세포가 분열해서 정자를 생성하는 곳이지. 정자는 하나하나가 모두 달라. 난자와 만나 한 인간을 만들 수 있는 레시피를 포함하고 있지. 처음 만들어진 정자는 아직 헤엄칠 수 없어서 괜히 꼬물거리며 움직일 뿐이야. 스스로 헤엄칠 수 없어서 따뜻한 액체의 흐름을 타고 가야 할 곳으로 이동하지. 다시 말해 두 부고환 중 하나로 가는 거야.

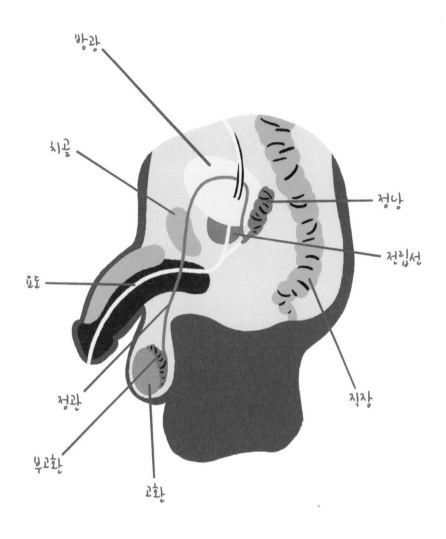

방광

치골

정낭

전립선

요도

정관

직장

부고환

고환

고환은 정자를 생산하는 공장이야. 부고환은 정자 세포를 사용할 때까지 관리하는 저장 공간으로 쓰여. 사정을 할 때면 정자가 부고환에서 정관으로 나와 요도구를 향하면서 전립선 및 정낭에서 나온 체액과 섞이게 돼.

부고환: 성숙과 저장

정자 세포는 부고환에서 성숙해진 다음 사정 전까지 저장돼. 부고환은 길고 가느다란 관 모양인데, 전체 길이가 6미터나 돼서 실타래처럼 둘둘 감겨 있어. 정자는 부고환을 따라 이동하면서 나중에 몸을 떠날 때 겪게 될 시련을 준비하지.

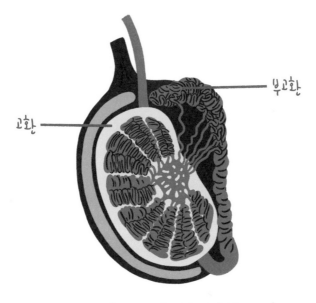

고환과 긴 관으로 이루어진 부고환의 내부

정자가 부고환을 통과하는 데는 2주 정도 걸려. 단거리 혜엄은 배울 수 있어도 수영 챔피언이 되기는 어려운 기간이지. 생산된 정자는 한꺼번에 소진되지 않고 대기 장소에 보관되었다가 한 달 정도의 유효 기간이 지나면 더 건강하고 어린 정자로 대체돼. 묵은 정자는 용해되고 그 성분은 이후에 재활용되지.

분비샘: 정자를 위한 도시락

정자를 사용할 때가 되면 양쪽 부고환에서 많은 양의 정자를 내보내. 두 개의 부고환에는 각각 정관이라는 길고 가느다란 관이 달려 있어. 정관은 음낭 위로 똑바로 올라가다가 고리 모양을 이루며 뒤쪽으로 구부러져. 마치 방광 양쪽에 롤러코스터가 달린 것 같지. 길이가 30센티미터 이상인 정관은 방광 바로 아래의 요도로 연결돼.

한번 사정한 정액에는 3억 개의 정자가 들어 있지만 그건 정액의 일부일 뿐이야. 정액의 대부분은 방광 바로 아래에 있는 한 쌍의 중요한 분비샘, 즉 정낭과 전립선에서 나오거든. 정낭은 모양과 크기가 콩꼬투리와 비슷한 두 개의 길고 부드러운 주머니야. 전립선은 둥글고 단단하며 크기는 호두만 해. 정낭과 전립선이 함께 만들어 낸 체액은 정자와 한데 섞여 정자의 생존에 필요한 물질을 제공하지. 특히 체액에 들어 있는 과당은 정자가 이동하는 동안 식량이 되어 줘. 정자의 도시락인 셈이야.

드디어 해방이다!

자, 수 미터의 관을 통과하는 기나긴 여정이 끝났어. 준비를 마친 정액은 명예로운 단거리 경주에 나서게 돼. 음경의 요도를 통과해 넓디넓은 세상으로 나가는 거지. 하지만 정자의 여정은 거기서 끝나지 않고 또다시 새롭게 시작될 수도 있어. 목표는 난자를 만나 인류를 지속시키는 거야. 이 과정에서 도시락인 과당이 제구실을 하지.

문지기 전립선

전립선은 방광 바로 아래에서 요도를 둘러싸고 있어.
전립선(prostate)이라는 말은 고대 그리스어에서 왔는데
'수호자'라는 뜻이지. 전립선을 일종의 문지기로 생각하면
쉽게 이해될 거야. 정액과 소변 모두 문을 통과하려고 하지만
한 번에 하나씩만 통과할 수 있어. 사정을 할 때 괄약근이라는
근육이 조여들어 소변이 요도로 흘러내리지 않게 막아 주지.
그래서 사정을 할 때 소변이 나오지 않는 거야.

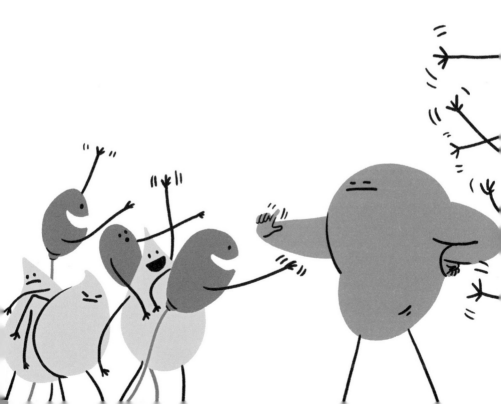

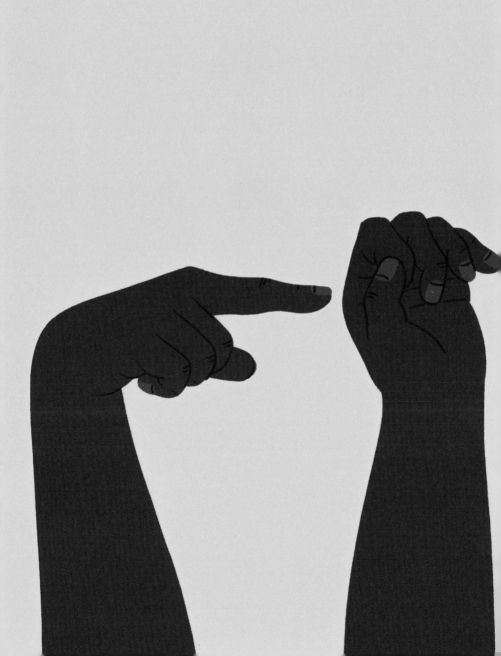

임신

삽입 섹스에서 아기까지

　새로운 인간을 만들어 내려면 두 개의 성세포가 필요해. 하나는 남성의 정자고 하나는 여성의 난자지. **정자와 난자가 만나서 결합해야 하는데, 이 과정을 수정이라고 해.**

　수정이 이루어지는 가장 일반적인 경로는 여자와 남자가 질 삽입 섹스를 하는 거야. 남자의 음경을 여자의 질에 삽입하고 서로 몸을 움직이면 음경이 질에 미끄러져 들어갔다 나왔다 하지. 잠시 후에 남자가 사정하면 정자 수백만 개가 들어 있는 정액이 여자의 질 깊숙이 주입돼.

　정자 중 몇 개는 앞으로 나아가서 여자의 몸속으로 들어가고, 그중 하나는 난자와 결합할 기회를 얻지. **정자와 난자는 하나가 되어 자궁 안에서 분열하고 성장하기 시작해.** 자궁은 태아가 자라는 여성의 신체 기관이야. 세포 덩어리는 아홉 달이 넘도록 점점 더 커지면서 사람 형태와 비슷해져. 그리고 마침내 제 모습을 갖춘 아기가 세상에 태어나지.

정자의 위험한 여정

　정자가 난자를 만나러 가는 길은 혹독하고 위험해. 십중팔구는 죽음과 재앙으로 끝나지. 정자가 거쳐 갈 여정의 지도, 즉 여성의 신체 내부도를 살펴보면 그 여정이 얼마나 위태로운지 이해할 수 있을 거야.

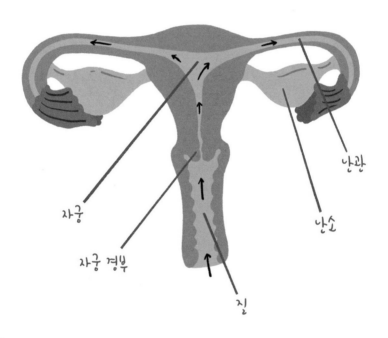

난관

난소

자궁

자궁 경부

질

　정자의 목적지는 두 개의 난관 중 하나야. 그곳에서 난자를 만날 기회가 생기거든. 하지만 대부분은 여정에 나서기도 전에 탈락하고 말아. 삽입 섹스를 마치고 여성이 일어나면 중력에 따라 정액이 질에서 흘러나오니까. 결과적으로 대부분의 정자는 침대 시트나 휴지 조각 위, 또는 변기 안에서 생을 마감하지.

난관 앞에서의 선택

정자 일부가 앞으로 나아가는 데 성공했어. 이제 자궁 경부를 찾아야겠지? 자궁 경부로 들어간 정자는 자궁의 어두운 동굴로 이어지는 좁은 통로를 따라가. 하지만 수천 개의 정자만이 여기까지 도달할 수 있어. 대부분은 잘못된 방향으로 헤엄치다가 질 구석구석에서 길을 잃어버리지. 굶주리고 지쳐서 죽어 나가는 정자도 있어.

자궁에 들어서는 데 성공한 정자는 중요한 선택을 내려야 해. 올바른 난관을 선택해야 하지. 오른쪽일까, 왼쪽일까? 확률은 일대일이야. 여성의 몸이 작동하는 방식에 따르면, 두 개의 난관 중 하나에만 한 개의 난자가 있어. 정자가 잘못된 길로 헤엄쳐 간다면 그걸로 끝이야. 올바른 난관을 선택한 정자 수백 개에게만 계속 기회가 주어지지.

쿠퍼액

남자들은 대부분 성적으로 흥분하면 음경에서 매끄럽고 투명한 액체를 내보내. 쿠퍼액이라고 불리는 이 액체는 산성을 띠는 남성의 요도와 여성의 질을 중화해서 정자를 보호해 주지. 정자는 알칼리성 환경에서 더욱 활발하게 움직이거든.

난자 기다리기

올바른 난관을 선택한 소수의 정자도 영웅처럼 환영받지는 못해. 오히려 따분한 임무가 남아 있지. 기다리고, 기다리고 또 기다려야 하는 거야. 게다가 난자는 한 달에 하나만 나오기 때문에 헛된 기다림으로 끝나는 경우가 많아. 정자는 5일 이상 지나면 양분이 떨어져서 굶어 죽거든.

한편 난관에서는?

남자는 평생 새로운 정자를 생산하지만, 여자는 평생 생산할 모든 난자를 몸속에 지니고 태어나. 난자는 사용할 때가 되기 전에는 난소 안에서 잠들어 있지. 한 달에 한 번씩 난자 여러 개가 성숙하는데, 그중 가장 크게 자란 난자가 난소에서 빠져나와. 이 과정을 배란이라고 해.

정자와 마찬가지로 난자도 서로 치열하게 경쟁해. 그중 하나만이 기회를 얻고 나머지는 모두 죽어 사라지지. 기회를 잡은 난자는 난관 끝에 달린 손가락 모양의 섬모에 붙잡힌 뒤 빨대 모양의 난관을 통해 느리지만 확실하게 아래로 밀려 나가.

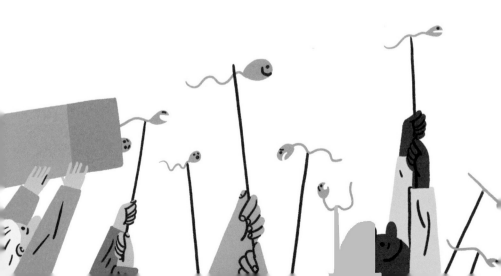

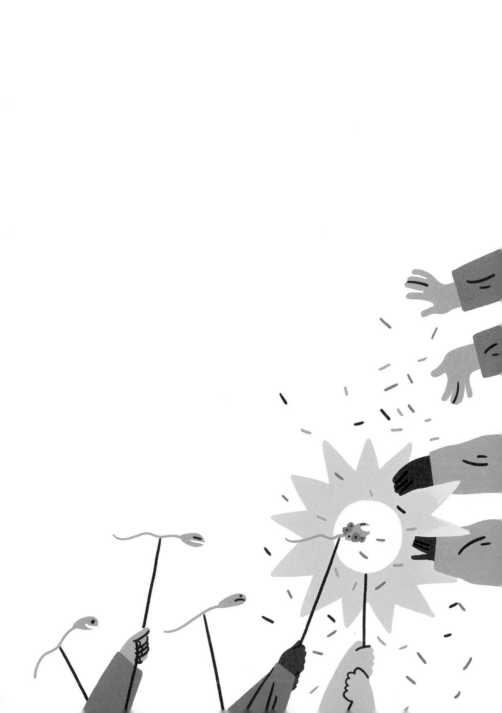

질 삽입 섹스를 하면 무조건 임신이 되나요?

여성은 한 달에 일주일, 즉 배란 전 며칠 동안에만 임신할 수 있어. 그렇다고 해서 나머지 3주 동안 임신 걱정 없이 성관계를 할 수 있는 건 아니야. 문제는 배란이 언제 일어날지 알기가 매우 어렵다는 거지. 따라서 임신을 원하지 않는다면 반드시 매번 콘돔과 같은 피임 도구를 사용해야 해.

정자의 경주에 관한 진실

사람들은 흔히 수많은 정자가 난자를 목표로 경주한다고들 해. 용감하고 거친 정자들이 서로 다투는 동안 난자는 가만히 누군가 자기를 낚아채러 오기만을 기다린다고 말이야.

하지만 사실 정자의 여정은 경주가 아니라 어마어마한 인내력 시험이야. 그리고 마침내 난자가 나타나 승자를 선택하지. 어떤 정자가 가장 먼저 도착했는지는 별로 중요하지 않아.

그 밖에 임신 방법

질 삽입 섹스 외에도 아기를 만드는 방법이 있어.

'인공 수정'은 배란기 여성의 질에 정자를 주입하고 임신이
되었는지 확인하는 방법이야.

'시험관 시술'은 실험실에서 난자와 정자를 결합한 수정란을
여성의 자궁에 삽입하는 방법이지. 다양한 이유로 자연
임신을 할 수 없는 커플이 시험관 시술을 받아. 본인들이 아닌
기증자의 정자와 난자를 사용할 수도 있어. 기증자는 다른
사람이 아기를 가질 수 있도록 자신의 성세포를 제공해.

입양하거나 대리모를 고용하는 방법도 있어. 입양이란 다른
사람의 아이를 자기 아이로 받아들여 키우는 거야. 대리모는
다른 사람의 아기를 대신 임신하고 출산하는 여성을 말하지.
(현재 한국에서 대리모 고용은 법의 사각지대에 있는 문제로, 아직
사회적 합의가 이루어지지 않았다.)

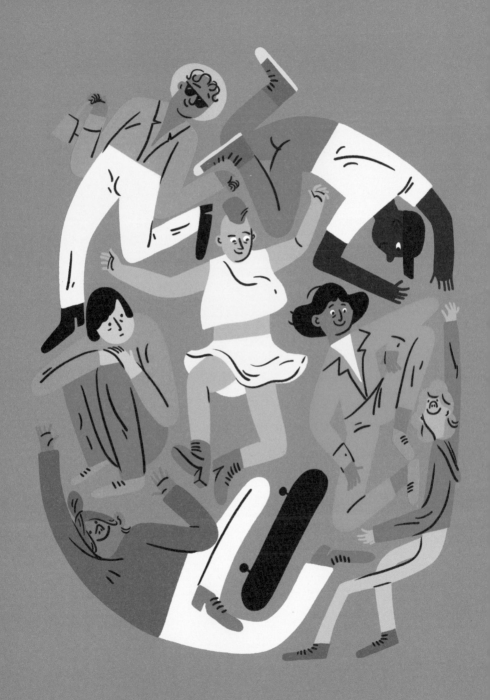

'남자'란 뭘까?

많은 사람이 성별을 단순한 문제라고 생각해. 인간은 여성 아니면 남성이며, 이는 신체의 외부 형태에 따라 결정된다고 말이야. 네가 남성 성기와 유전자를 지녔고 신분증에 남성이라 표기되어 있다면, 더 생각할 필요도 없이 '남자'라는 거지.

하지만 찬찬히 들여다보면 성별이란 좀 더 복잡한 문제야. 19쪽에서 이야기했듯이 남성의 몸을 지닌 모든 사람이 남자인 것은 아니거든. 모든 남자가 남성의 몸을 가진 것도 아니지. 몸에 여성과 남성의 특징이 모두 있거나, 자기 몸과 자신이 느끼는 성 정체성이 일치하지 않는 사람도 있어.

처음에는 모두가 똑같아

네 음경을 한번 들어 올려 봐. 음낭 가운데를 따라 둘로 나뉘는 선이 보일 거야. 음낭도 들어 올리면 그 선이 음낭과 엉덩이 사이의 회음을 지나 항문까지 쭉 이어지는 것을 볼 수 있어.

123

이 선은 네가 엄마 배 속에서 자라던 시기의 흔적이야. 초기의 태아는 모두 똑같은 성기를 가지고 있어. 앞쪽에 생식기 결절이라는 작은 덩어리가 튀어나와 있는데, 이 부분이 나중에 음핵이나 음경이 되지.

생식기 결절 아래에는 두 개의 길고 부드러운 피부 주름이 있어. 나중에 음순이 되거나 중간에서 합쳐져 음낭이 되는 부위야. 그 이음새가 바로 네 음경 아래의 선이야. 음순이 하나로 달라붙은 자취인 거지.

이 흔적은 누구의 몸에나 있어! 인간은 생각보다 훨씬 더 서로 닮은 존재란다.

간성

해마다 음문(여성 성기)도 아니고 음경과 음낭도 아닌 성기를 지닌 아이들이 태어나. 이렇게 여성과 남성의 사이에 있는 몸으로 태어난 사람을 흔히 '간성(intersex)'이라고 불러. inter는 '사이'라는 뜻이니까 간성이란 '사이의 성'을 의미하는 말이 되지.

외모만으로 간성인지 아닌지를 알 수 없는 경우도 있어. 예를 들어 다리 사이에 음문이 있지만 배 속에 고환이 있는 사람도 있거든. 성기가 만들어지는 과정은 복잡해서 다양한 변형이 나타날 수 있어.

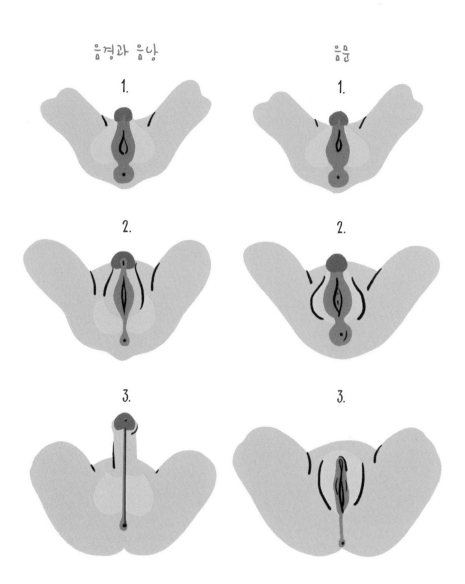

음경과 음낭

음문

1.

1.

2.

2.

3.

3.

모든 성기는 같은 부위로 이루어져 있어. 처음에는 모든 태아의 성기가 똑같이 생겼지만, 시간이 지나면서 음문이 되거나 음경과 음낭이 되지.

전형적인 여성의 몸을 가진 남자아이

남들과 약간 다른 성기를 가지고 태어나는 아이들은 언제나 있었어. 수십 년 전만 해도 의사들은 이런 아이들을 어릴 때 수술해서 한쪽 성별과 일치하는 성기를 만들어 주려고 했지. 당시 사람들은 성별이란 오직 몸과 양육에 달려 있다고 믿었거든. 의사들은 간성인 아이의 성기를 외과적으로 여성 성기처럼 만들고 여자아이로 키우기만 하면 문제없을 거라고 생각했어. 간성인 아이들은 대부분 여성으로 교정되었는데, 그렇게 수술하는 방식이 더 쉬웠거든. 불행히도 이런 수술을 받은 아이 중 상당수는 자기가 잘못된 몸에 들어갔다고 느꼈어. 마음은 남자아이인데 여자아이의 몸에 억지로 욱여넣어진 거지.

오늘날에는 이런 수술에 관한 생각이 달라졌어. 아이가 자신의 성 정체성을 확신하고 직접 결정할 때까지 기다려야 한다는 거야. 어떤 아이들은 수술을 받지 않고 성기를 있는 그대로 유지하는 쪽을 선택하기도 해.

약간 다를 뿐

다수의 사람과는 다른 몸을 지니고 산다는 게 아무래도 걱정스러울 수 있어. 하지만 간성인 몸은 잘못된 몸도 병든 몸도 결코 아니야. 간성인 사람들은 특정한 성별 범주에 속하지 않는 성기를 지닌 만큼 상당수가 아기를 가지려면 의학적 도움을 받아야 해. 그 점만 빼면 간성인 몸도 다른 몸과 마찬가지란다. 네가 깃들어 살아가며 즐길 수 있는 몸, 자랑스러워할 수 있는 몸이지.

트랜스젠더

성별, 즉 젠더(gender)란 단순히 신체적인 것이 아니야. 성 정체성은 젠더 퍼즐에서 무척 중요한 조각이지. 정체성이란 네가 속해 있다고 느끼는 곳 또는 너 자신이 생각하는 너의 핵심 면모야. 성 정체성은 네가 편안하게 느끼는 성별로, 하나의 단계나 빠르게 스쳐 가는 덧없는 감정이 아니야. 사람들은 대부분 자신의 젠더가 무엇인지 확신할 수 있대.

어떤 사람들은 타고난 몸과 일치하지 않는 성 정체성을 지니고 있어. 여자의 몸으로 태어난 사람이 스스로 남자라 느낄 수 있고, 남자의 몸으로 태어난 사람이 스스로 여자라고 확신할 수도 있지. 자기가 '잘못된 몸으로 태어났다'라고 표현하기도 해.

시스젠더와 트랜스젠더

몸과 마음의 젠더가 일치하는 사람을 **시스젠더**(cisgender)라고 해. 몸과 마음의 젠더가 각각 다르게 태어난 사람은 **트랜스젠더**(transgender)라고 하지.

'시스(cis)'와 '트랜스(trans)'는 라틴어 단어야. '시스'는 '같은 편에 서다'라는 뜻이고 '트랜스'는 '건너가다'라는 뜻이지. 시스젠더인 사람의 몸과 성 정체성은 경계선 한편에 함께 있지만, 트랜스젠더의 몸과 정체성은 경계선 이편과 저편에 떨어져 있는 거야.

다양한 젠더

보통 사람들은 평생 하나의 성 정체성으로 살지만, 자신의 성 정체성이 유동적이라고 느끼는 사람들도 있어. 때로는 여성이고 때로는 남성인 거지. 혹은 자기가 여성도 남성도 아니라고 느끼는 사람들도 있단다.

어떻게 확신할 수 있나요?

트랜스젠더 중에는 어릴 때부터 자기가 '잘못된' 몸으로 태어났다고 인지하는 사람이 있어. 한편 시간이 지나면서 서서히 그렇게 느끼는 사람도 있지. 막연히 뭔가 잘못되었다고 느끼며 오랜 시간을 보내고 나서야 자신이 트랜스젠더라고 선언하는 사람도 있고 말이야. 만약 네가 성 정체성을 고민하고 있다면, 전문가나 믿을 수 있는 사람에게 도움과 지원을 요청해 봐. 같은 경험을 한 사람들과 이야기를 나눠도 도움을 얻을 수 있을 거야.

그 또는 그녀?

많은 사람이 트랜스젠더인 사람을 어떻게 불러야 하는지 묻곤 해. '그' 또는 '그녀?' 이런 질문에 하나의 정답이 있는 건 아니야. 상대방에게 어떤 호칭을 선호하는지 물어보렴. 트랜스 남성과 대화하면서 그 사람이 자신을 남성으로 여긴다는 사실을 존중하지 않는 건 실례야. '그녀'라는 호칭을 쓰거나 그를 '여자'라고 부르지 마. 누구나 실수는 할 수 있지만, 실수했다면 바로 사과해야 해.

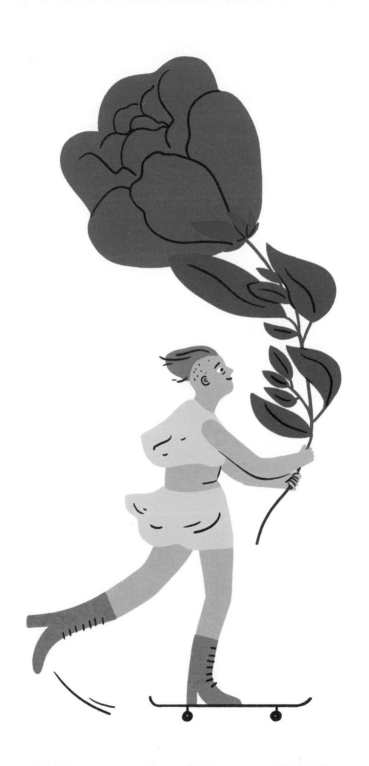

정신과 신체의 조화

트랜스젠더인 사람은 신체나 외모를 성 정체성에 맞게 바꾸고 싶을 수 있어. 일부는 호르몬 치료나 수술로 몸을 변화시키려고 하지. 이를 성별적합치료 또는 트랜지션이라고 하는데, 노르웨이에서는 공공 의료 서비스에 포함되어 있어(한국에서는 성별적합치료에 건강 보험이 적용되지 않는다). 아니면 몸은 그대로 두고 옷이나 화장을 이용해 자신의 성 정체성을 드러내기도 해.

성별적합치료를 기다리는 건 조바심 나는 일이야. 공공 의료 서비스를 받을 수 있는 자격은 엄격하게 정해져 있고, 신청하고 나서도 오래 걸릴 수 있거든. 극단적인 경우에는 절박한 마음에 인터넷으로 호르몬제를 구하거나 자해하는 사람도 있지. 이런 행동은 매우 위험할 뿐만 아니라 평생 심각한 문제를 일으키는 상처를 남길 수도 있어. 기다리기 어렵다면 전문가에게 정신적 도움을 요청해야 해!

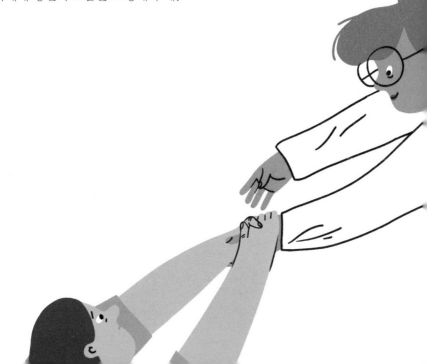

젠더는 스펙트럼이야

여전히 여자아이와 남자아이를 명확히 구분하고 싶어 하는
사람들이 많아. 여성과 남성의 공통점보다는 차이점에
주목하는 거지. 희한한 일이야. 두 동성 친구보다 두 이성
친구 사이에 공통점이 더 많은 경우도 종종 있는데 말이지.
성별보다는 각자의 개성이 더 중요하단다.

젠더를 두 개의 범주가 아니라 한쪽 끝에 여성이 있고 다른
쪽 끝에 남성이 있는 스펙트럼으로 상상해 보면 어떨까?
사람들 대부분은 스펙트럼의 양쪽 끝 가까이에 위치할 거야.
여성 또는 남성이라는 정체성을 편안하게 느끼는 거지.
하지만 자신이 완전한 남자도 아니고 완전한 여자도 아닌
스펙트럼의 중간에 더 가깝다고 느끼는 사람도 많아. 여성과
남성이 뒤섞이는 지점 말이야.

자신과 다르거나 같은 방식으로 살아가지 않는 사람도
존중하는 세상이 되었으면 해. 잊지 마. 이해하기 어려운
존재라고 해서 이상하거나 해로운 건 아니야. 오히려 그
존재가 너에게 새로운 사실을 배울 기회를 줄 거야.

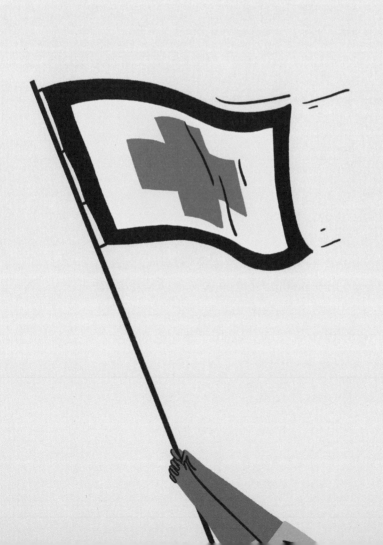

성기가 아플 때

인간의 성기는 제구실을 잘하는 편이야. 살짝 닳거나 찢어진 정도는 저절로 낫고, 문제가 생겨도 대체로 알아서 회복하지. 하지만 의사의 진찰이 필요한 증상이나 손상도 있어. 도움이 필요한지 확인하려면, 평소 네 성기를 잘 파악하고 어떤 상태가 정상인지 알아야 해.

포경

포경, 즉 포피가 꽉 조이는 것은 사춘기의 흔한 증상이야. 포피가 너무 빡빡하면 뒤로 당겨 귀두를 드러내기가 어렵거나 불가능해. 그래도 십중팔구는 문제없지만, 일부 남성은 발기할 때 귀두에 통증을 느껴. 성가실 뿐만 아니라 자위할 때나 훗날에 삽입 섹스를 할 때도 괴로울 수 있어.

게다가 포피가 꽉 조이면 귀두를 깨끗하게 유지하기 어려워서 세균에 감염될 가능성도 높아지지.

나이가 들면서 자연스럽게 포피가 헐거워지는 경우도 많아. 그러니 포피가 빡빡해도 딱히 불편하지 않다면 좀 더 기다려도 돼. 물론 아프다면 의사에게 진찰을 받아야겠지.

코르티코스테로이드 크림을 바르면 포피가 느슨하고 부드러워질 수 있어. 가벼운 시술로 문제를 해결할 수도 있지. 포피를 완전히 제거하거나 작은 틈새를 만들어 헐겁게 하는 거야. 실제로 포피 제거 시술(포경 수술)은 문화적 이유가 아니라 의학적 이유로 시행한다는 점만 빼면 할례와 같아.

귀두염

아이든 어른이든 귀두나 포피에 염증이 생길 수 있어. 그러면 피부가 쓰라리거나 건조하거나 가렵게 느껴지지. 경우에 따라서는 부어오르고 온통 붉은 발진이 생기기도 해. 귀두에 생긴 염증을 귀두염이라고 하는데, 자위나 삽입 섹스에 따른 과도한 마찰 때문일 수 있어. 아니면 습진이나 과도한 음경 세척, 세균이나 곰팡이 감염으로 발생할 수도 있지.

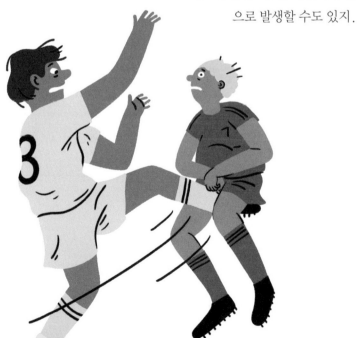

귀두가 쓰라리고 붉어졌을 때는 며칠 동안 포피에 손대지 않는 게 좋아. 포피가 **빡빡하다면** 소변을 볼 때 오므라든 포피 끝을 꽉 쥐어 풍선처럼 가득 채워 봐. 이렇게 하면 포피를 완전히 헹궈 낼 수 있어. 귀두염은 보통 저절로 낫지만, 그렇지 않을 경우 병원에서 진찰을 받아야 해. 의사가 소염제를 처방해 줄 거야.

소대 파열

소대는 귀두와 포피를 연결해. 질기고 강한 피부 조직으로 이루어졌지만 때로는 다소 **빡빡해지기도** 하지. 그럴 때 너무 세게 잡아당기면 자위나 삽입 섹스 도중에 소대가 끊어질 수 있어. 그러면 귀두에 갑자기 강렬한 통증이 생기지. 출혈이 심할 수도 있어서 무척 위급한 상황처럼 느껴질 거야. 하지만 그다지 위험한 증상은 아니야. 보통은 저절로 낫거든.

고환 손상

고환에 무언가가 부딪치면 머리가 아찔해질 거야. 얼얼하고 어지럽고 속이 뒤집히지. 통증은 몇 분 지나면 사라지지만 보통은 그 뒤로도 한참 기분이 찜찜하다고 해. 고환을 다치는 일은 매우 드물어. 대체로 상당한 힘과 속도에 의한 사고에서만 발생하지. 예를 들어 스키를 타고 내려오다 넘어졌거나 자전거 또는 자동차 사고를 당했을 때 말이야. 무릎이나 공이 고환에 부딪치는 정도로는 큰 문제가 생기지 않아. 하지만 음낭이 부어오르거나 멍이 들었다면, 반드시 의사에게 진찰을 받으렴.

찌릿한 음낭

음낭에 순간적으로 날카로운 통증을 느끼더라도 문제 될 건 없어. 스트레스를 받을 때나 사정한 직후에 이런 증상이 더 잦게 일어난다고 해. 과학자들도 이런 통증의 원인을 아직 확실히 알아내지 못했지만 걱정할 필요는 없단다.

'파란 음낭' 같은 건 없어

성적으로 흥분했는데 사정을 못 하면
음낭이 파랗게 변한다는 얘기를 들어 봤니?
사실 전혀 근거 없는 이야기야. 네가 얼마나
흥분하든 간에 사정하지 않는다고 해로울 건 없어.
음낭도 파랗게 변하지 않는단다.

다만 오랫동안 발기해 있다가 사정하지 않으면 음낭이
묵직해져서 불편할 수는 있어. 다행히 불편한 감각은 잠시 뒤면
저절로 사라지지. 이런 상황에 대처하는 방법은 무릎을 몇 번
굽히거나 아주 무거운 물건을 들어 올리는 기야. 이렇게 하면
음낭에 모인 피가 빠져나가는 데 도움이 돼.

음낭 속 덩어리

15세 이상의 남성은 정기적으로 음낭 검진을 받는 게 좋아.
그러면 달라진 점이 있는지 더 쉽게 확인할 수 있거든. 음낭에
원래 없던 덩어리가 생겼다면 무조건 의사에게 문의해야 해.
의사가 네 고환을 검사하고 문제가 있다면 초음파 검사를
진행할 거야. 그리 해롭지 않은 이유로도 덩어리가 생길
수 있지만, 어쩌면 고환암일 가능성도 있으니까. 고환암은
20~40세의 젊은 남성에게 가장 흔히 나타나는 암이거든.

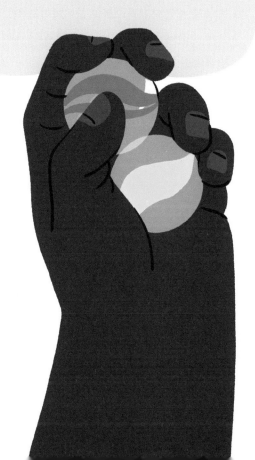

고환 꼬임

각각의 고환은 정삭이라는 끈으로 몸에 연결되어 있어. 이 끈에는 고환에 영양분과 산소를 공급하는 혈관이 들어 있지. 정말로 운이 나쁘면 정삭이 꼬일 수도 있어. 그러면 혈관이 차단되어 고환에 혈액이 공급되지 않아. 신선한 혈액이 들어가지 않으면 고환은 4~6시간 만에 괴사하고 말아. 그 시간 안에 수술로 풀어 주지 않으면 고환을 완전히 제거해야 해.

고환이 꼬였을 때 나타나는 증상
- 음낭에서 복부까지 날카롭고 심한 통증이 퍼져 나가. 복부만 아픈 경우도 있어.
- 음낭 중 한쪽이 부어오르고 붉어지기도 해.
- 꼬인 고환이 다른 쪽 고환보다 더 위로 올라갈 수 있어. 옆으로 떨어진 달걀처럼 가로로 놓이기도 해.
- 메스껍고 구역질이 나.

어른들이 네 증상을 위장병으로 오해할 수 있으니 음낭도 아프다고 확실히 말하렴. 병원까지 태워 달라고 어른에게 도움을 요청하거나, 119에 전화를 걸어 증상을 알리며 고환 꼬임이 의심된다고 설명해. 특히 네가 병원에서 멀리 떨어져 있다면 최대한 빠르게 조치를 취해야 해.

분비물과 정액의 이상

음경에서 나오는 것은 정액, 소변, 쿠퍼액 세 가지뿐이어야 해. 하지만 요도에 염증이 생기면(요도염) 음경에서 비정상적인 액체가 나올 수 있어. 요도염과 분비물은 성병 때문일 경우가 많으니까 반드시 의사에게 진찰을 받아야 해. 분비물은 투명하거나 흰색, 노란색, 황록색이야. 고름처럼 짙고 끈적거리는 경우도 있지. 요도염으로 인해 소변을 볼 때 음경이 화끈거리거나 정액이 황록색, 갈색, 붉은색을 띠기도 해. 요도염은 항생제로 치료할 수 있어.

정액에 갑자기 피가 약간 섞여 나오더라도 걱정하지 마. 대체로 요도의 미세 혈관이 터져서 출혈이 생기는 건데, 얼마 뒤면 저절로 낫거든.

도움이 필요하다면

성기에 문제가 생겼니? 먼저 믿을 수 있는 어른에게 물어봐. 어른들은 너와 같은 경험을 해 봐서 어떻게 해야 할지 알 수도 있거든.

성기 문제를 창피하게 여겨서 보건 교사나 의사를 찾아가기 꺼리는 아이들도 있지. 하지만 우리 같은 의료인들은 성기와 성생활 이야기에 익숙해! 우리에게는 이상하거나 당혹스러운 일이 아니라 직업의 평범한 일부분일 뿐이야. 그러니 망설이지 말고 도움을 요청하렴.

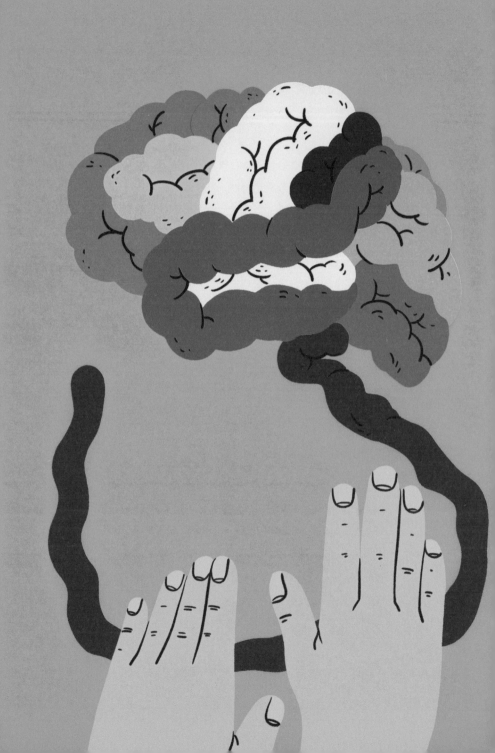

위험! 두뇌 공사 중

사춘기에는 몸만 성장하는 게 아니라 마음도 성숙해져. 두뇌와 감정이 성숙해지는 시기를 보내는 건 쉽지 않은 일이야. 자기 정체성을 발견하고 자신의 감정을 알아 가는 과정은 새롭고 낯선 몸으로 살아가는 데 익숙해지는 것만큼 중요하지.

뇌는 어떻게 생겼어요?

뇌는 두개골 안의 투명하고 노란 액체 속에 떠다니는 옅은 분홍색 덩어리야. 이 액체가 뇌의 무게를 지탱하지. 덕분에 네가 머리통을 어딘가에 부딪쳐도 뇌는 단단한 두개골 벽에 충돌하지 않고 액체 속에서 이리저리 튕겨 다닐 뿐이야.

한 사람의 뇌세포를 전부 늘어놓으면 지구를 네 바퀴나 돌 수 있어!

141

대뇌 피질

　뇌의 바깥 표피를 대뇌 피질이라고 해. 대뇌 피질은 구겨진 종이 뭉치처럼 이리저리 접히고 주름이 잡혀 있어서 전체 표면적이 매우 넓어. 뇌에서 가장 얇은 부분이지만 뇌세포와 신경 세포 대부분을 포함하고 있지.

　신경 세포는 인간이 하는 모든 일을 책임져. 축삭 돌기라는 긴 돌기를 통해 전기 신호를 전송하며 서로 대화하지. 대뇌 피질 아래 가득 들어찬 축삭 돌기가 전기 신호를 목적지에 빠르게 전달한단다. 말하자면 뇌세포 사이의 도로인 셈이야. 축삭 돌기가 정보를 전달하는 속도는 시속 400킬로미터에 이른대!

학습은 뇌를 변하게 해

　뇌세포 사이에 새로운 통로가 생길 때마다 네가 배우고 경험한 모든 것이 뇌에 저장돼. 네가 새로운 것을 배우려고 시도하면 뇌세포가 15분 안에 물리적으로 변화하지. 사람들이 뇌를 찰흙에 비유하는 건 뇌도 아이들이 가지고 노는 찰흙처럼 마음대로 모양을 바꿀 수 있어서야. 주로 쓰는 뇌 영역은 점점 커지고 신경 세포 사이의 통로도 넓어져. 쓰지 않는 영역은 점차 쪼그라들지.

　보통은 서로 협동해야 하는 뇌 영역들이 더 강력하게 연결되곤 해. 가령 네가 축구를 자주 한다면 페인트와 슛, 득점에 필요한 뇌 영역 사이의 연결이 특별히 발달하지. 움직임, 균형, 시각을 관장하는 중추 말이야. 그러다 보면 목표 지점에 축구공을 날릴 때 주변을 인지하고 각도와 거리를 계산하며 힘과 스핀을 조정하는 능력이 꾸준히 향상될 거야.

뇌 발달 레시피

    다른 신체 부위와 마찬가지로 뇌도 정해진 레시피에 따라 성장하고 발달해. 목덜미 뒤에서 시작해 서서히 앞과 위를 향해 발달하지. 시각과 균형, 협동을 맡은 중추는 뇌 뒤쪽에 있고, 움직임과 언어 등의 다른 감각은 훨씬 앞쪽에서 맡는단다.

    뇌 가장 앞쪽에는 성격과 계획성, 절제력을 관장하는 전두엽이 있어. 바로 이곳에서 뇌 발달이 완성되지.

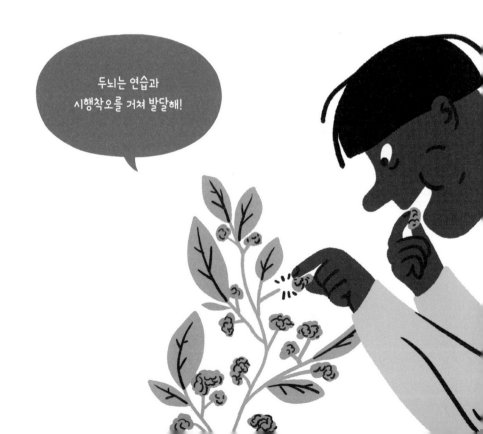

유년기: 놀이와 난장판

유년기의 뇌는 네가 경험하는 모든 것을 스펀지처럼 빨아들여. 세상이 네게 무엇을 줄 것인지에 대한 호기심으로 가득 차 있지. 마주친 것마다 가리지 않고 저장하면서 이 모든 새로운 정보를 담아 두기 위해 쑥쑥 자라나.

뇌는 네가 자는 동안에 정리돼! 뇌가 최상의 상태로 작동하려면 사춘기에는 밤에 최소 8시간 이상은 자야 해.

하지만 뇌 영역 간의 통로는 여전히 시골길처럼 좁아서 전기 신호를 느리게 전달해. 뇌의 다양한 부분이 아직 제대로 협동하지 못하다 보니 본능을 좇아 움직일 수밖에 없지.

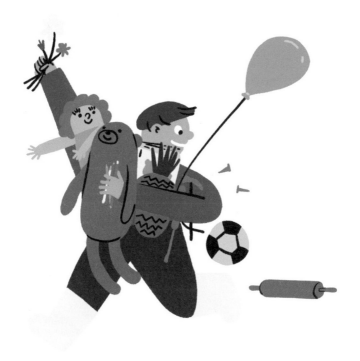

144

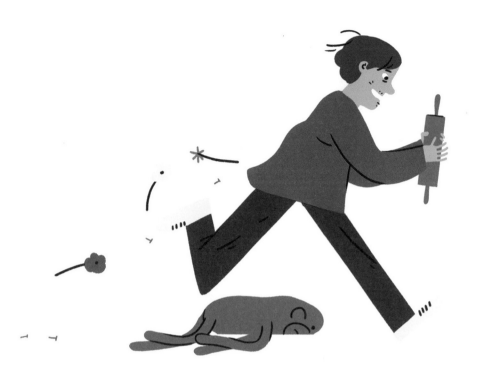

청소년기: 대청소와 정리 정돈

청소년기의 뇌는 여전히 학습 능력이 뛰어나지만, 포화 상태에 이르러서 중요한 정보를 놓칠 수 있어. 스케이팅으로 올림픽에서 메달을 딴 13세 아이라 해도 집에 오면 문 잠그는 걸 깜박할 수 있지.

이제 뇌도 슬슬 대청소를 시작할 거야. 네가 어떤 사람이고 무엇을 좋아하는지 파악한 뇌는 네 취향의 분야에 특화되려 하지. 그러기 위한 공간을 만들려고 불필요한 축삭 돌기와 신경 세포를 제거해. 태어나서 처음으로 대뇌 피질이 수축하는 거야. 그 대신 신경 세포 사이의 도로는 고속도로처럼 넓어져서 중요한 메시지를 더 빨리 전달할 수 있게 돼.

청년기: 새로운 책임자

청년기의 뇌는 점차적으로 더욱 발전해 나가. 뇌의 다양한 부위는 관현악단 연주자와 비슷하단다. 관현악단에서 모두가 함께 제대로 연주하려면 지휘자, 즉 책임자가 필요하지.

뇌의 책임자는 전두엽이야. 이마 바로 뒤에 있는 전두엽은 네 인생을 계획하고 조직해. 뇌의 다른 부위에서 보내는 신호를 수신하고 분류해서 중요도를 분석하지. 뇌의 여러 부위가 각각 무슨 일을 해야 할지 책임지고 계획을 짜는 거야.

아이와 어른의 결정적 차이도 바로 이 전두엽에 있다고 할 수 있어. 뇌는 사춘기가 시작될 때 80퍼센트 정도만 발달하고, 이십 대 후반에야 비로소 완성되거든.

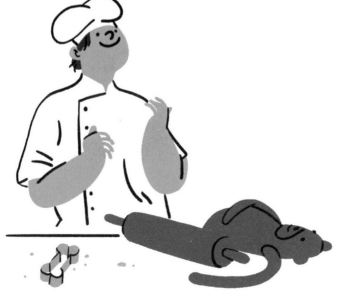

나를 위한 보상

인간의 뇌는 초콜릿을 먹거나 친구와 함께 웃거나 자전거로 빠르게 언덕을 내려가는 등 기분 좋은 일을 할 때마다 보상을 제공해. **도파민이라는 물질을 생성해 행복감을 느끼게 하는 거야.** 그런 식으로 보상이 주어지는 활동을 더 많이 하도록 동기를 부여하지. 마치 네 손바닥에 발을 올리면 간식을 받을 것을 반사적으로 아는 개처럼 말이야.

청소년의 뇌는 보상에 매우 관대하다는 점에서 어른의 뇌와 달라. 사춘기에 실생활이나 디지털 세계에서 친구와 함께 시간을 보내면, 네 뇌는 도파민을 엄청나게 내보내. 뇌는 이런 식으로 네가 가족 바깥에서 긴밀한 유대를 형성하고 독립적으로 행동할 동기를 부여하지. 유감스럽게도 높은 곳에서 균형을 잡는 것처럼 위험한 장난은 물론, 흡연이나 음주처럼 건강에 해로운 습관에 대해서도 보상하지만 말이야.

청소년의 뇌는 뭐든 받아들이려고 하기 때문에 격렬한 감정을 불러일으키는 아찔한 상황을 자주 찾아 나서곤 해. 쉽게 말해 뇌가 끊임없이 군것질을 하려는 거야.

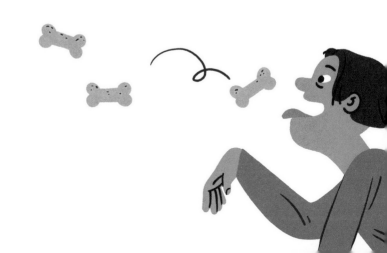

뇌의 3단계 도전

뇌는 세 가지 중요한 가르침을 얻었을 때 성숙해져. 우리는 이를 '뇌의 3단계 도전'이라고 불러.

1. 결과

결과란 네가 한 일의 여파야. 청소년의 뇌는 어떤 일의 결과를 좀처럼 상상하지 못해. 스키를 타고 급경사를 내려가면서도 눈사태가 나면 어떻게 할지는 생각지 않고, 바다에서 보트를 타고 속도를 내면서도 암초가 있을 거란 예상은 하지 못하는 거야. 해마다 많은 청소년, 특히 남자아이들이 사고로 다치거나 사망해. 더 많은 기회를 만끽하고 싶은 마음에 위험한 일이 생길 가능성을 과소평가하기 때문이지. 게다가 청소년의 뇌는 이런저런 행동의 여파를 가늠하는 데도 서툴러. 이를테면 친구가 다쳤는데도 집에 가서 혼날까 봐 겁나서 구급차를 부르지 않는 거지.

2. 충동 조절

충동이란 어떤 일을, 보통은 재미있고 신나는 일을 저지르고 싶은 갑작스러운 욕구야. 이런 충동은 너무도 강해서 저항하거나 참을 수 없게 느껴지지. 사랑하는 사람에게 키스하거나, 단것을 배 터지게 먹거나, 높은 절벽에서 바다로 뛰어드는 것처럼 무모한 짓을 하고 싶어져. 네가 충동 조절에 능숙하다면 일단 멈추고 다시 생각해 볼지도 몰라. '수심이 얼마나 깊을까? 어떻게 절벽

위로 돌아오지? 물이 얼음처럼 차가우면 어떡해?' 하지만 네가
충동적이라면 그냥 뛰어내릴 테고 문제가 생길 수 있겠지. 어른도
충동을 느끼지만, 전두엽이 좀 더 발달했기 때문에 충동에 따라
행동하는 일은 줄어들어.

3. 이성과 감성

청소년의 뇌는 감정에 좌우된단다. 감정에 따라 사회 변화를
위한 운동에 더 쉽게 뛰어들기도 해. 물론 사회 문제에 참여하는
건 훌륭한 일이야! 하지만 지금 옳다고 느껴지는 일이 언제까지나
그렇지는 않아. 감정 때문에 훗날 크게 후회할 일을 저지를 수도
있거든. 멋지게 보이려고 친구를 배신하거나, 누가 무례하다는
이유로 싸움을 걸게 될지도 몰라.

감정을 쫓다 보면 너를 진심으로 아끼지 않는 사람들의 조종에
취약해질 수도 있어. 예를 들어 인터넷에서 만나 좋아하게 된
낯선 사람을 혼자서 만나러 가도 괜찮다고 생각할 수 있지.
드물지만 정치적·종교적 극단주의에 열중한 나머지 다른 사람을
미워하거나 해쳐야 한다고 믿을 수도 있어.

잊지 마. 감정은 인간에게 꼭 필요한 것이지만, 감정을 무턱대고
믿어서는 안 돼.

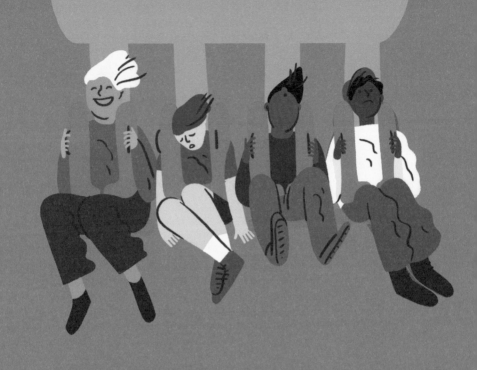

감정의 롤러코스터

감정이 뭐예요?

감정은 몸과 마음에 영향을 미치는 강렬한 기분이야. 예를 들어 행복은 몸속에서 탄산음료 거품이 팡팡 터지듯이 느껴지지. 세상이 장밋빛으로 보이고 모든 일이 잘 풀릴 거라고 믿게 돼. 슬픔은 배 속에 덩어리가 들어 앉았거나 가슴에 묵직한 물건이 내려앉은 듯이 느껴져. 머릿속이 어두워 지고 자기도 모르는 새 모든 게 절망적이라고 확신하게 되지.

감정은 네 생각이나 경험에 대한 반응이야. 가령 친구가 사랑하는 사람과 사귀기 시작했다면 넌 부러워하겠지. 네가 시험에서 부정행위를 하다 적발되었다면 창피할 테고.

감정에는 제어하기 어려운 신체 반응이 뒤따르기도 해. 사람들은 종종 슬프면 울음을 터뜨리고 행복하면 배꼽이 터지도록 웃지. 어떤 감정에는 어떤 행동을 저지르고 싶다는 참기 어려운 욕구가 따르기도 해. 예를 들어 분노를 느끼면 소리 지르거나 누군가를 때리고 싶은 충동이 일어날 수 있어.

인간은 왜 감정을 느끼나요?

감정은 위험에서 자신을 지키고 행동을 제어하며 남들과 협력하는 데 도움이 돼. 사람들은 감정과 표정으로 의사소통을 하지. 감정이 채찍이나 당근 구실을 할 수도 있어. 누구나 기분 나쁜 상황을 피하고 기분 좋아지는 일을 더 많이 하려고 하니까.

얼굴 표정

감정은 말 없이도 서로를 이해하는 데 도움이 되는 보편적인 공통 언어야. 많은 사람이 아기일 때부터 주변인의 표정을 이해하고 따라 하면서 감정을 배워. 사실 인간은 나이 들어도 비슷하게 행동해. 대화를 나누는 상대의 표정과 움직임을 무의식적으로 모방하거나 반영하지. 본능적으로 자신이 상대의 편임을 드러내는 거야.

감정은 어디서 오나요?

인간의 감정은 뇌 깊은 곳에 자리한 감정 중추에서 만들어지는데, 이 부위를 변연계라고 해. 감정 중추는 동물의 뇌와 거의 일치하는 영역인 원시 뇌의 일부야. 인간은 감정 중추를 진정하는 법을 익힐 수 있다는 점에서 동물과 다르지.

냄새와 기억

냄새는 선명한 기억을 환기해 강렬한 감정을 불러일으킬 수 있어. 이를테면 익숙한 향수 냄새를 맡고 사랑하는 사람이 떠올라서 갑자기 가슴이 두근거릴 때가 있지. 만약 어린 시절 화재를 당한 적이 있다면 모닥불 냄새만 맡아도 겁날지 몰라.

사춘기의 감정

사춘기에는 사소한 일로도 순식간에 감정이 폭발할 수 있어. 몸이 떨릴 만큼 행복해하거나 분노로 활활 타오르기도 하지. 이처럼 놀랍고 갑작스러운 감정 변화를 감정 기복이라고 하는데, 사춘기에는 흔하디흔한 증상이야. 인간의 감정이 왜 이토록 격렬하고 제어하기 어려운지 알고 싶니? 그럼 앞서 들려줬던 호르몬과 전두엽, 엉망진창이고 다소 느린 청소년기의 뇌 이야기로 돌아가야 해.

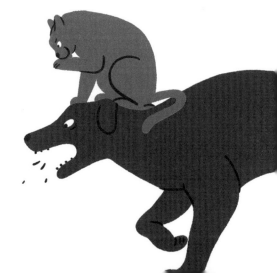

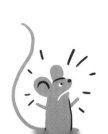

감정이 왜 이리 오락가락하죠?

뇌의 감정 중추는 성호르몬인 테스토스테론과 에스트로겐을 위한 작은 수용체로 채워져 있어. 사춘기가 되면 이들 호르몬이 갑자기 잔뜩 배출되어 몸속을 돌아다니지. 뇌가 이전에는 경험하지 못한 호르몬 메시지로 가득 차게 돼. 그래서 청소년의 뇌는 어른의 뇌보다 호르몬에 더 강하게 반응하고 그 방식도 다를 때가 많아. 지나치게 격렬해진 감정을 진정시키는 전두엽이 청소년기에는 아직 제대로 연결되지 않거든. 그래서 뇌가 더 자주 그리고 더 빨리 위기 모드로 전환되기 쉬워.

뇌의 위기 모드

원시 뇌는 너를 위기 모드로 바꿔. 위험을 감지하면 네 신경계와 호르몬은 생존이라는 한 가지 목적에만 집중하게 되지. 투쟁, 도피, 경직이라는 세 가지 프로그램 중 하나가 발동하는 거야. 투쟁 또는 도피 프로그램이 작동하면 적과 싸우거나 적에게서 도망칠 수 있어. 경직은 죽은 척해서 포식자의 흥미를 떨어뜨리는 것을 말해.

위기 모드로 전환되면 생각과 몸에 대한 통제력을 잃게 돼. 본능이 앞으로 나서지. 이런 상황에서는 이것저것 따지거나 가늠해 볼 시간이 없어. 그 대신 몸이 재빠르게 행동할 태세를 취하고 단시간이나마 평소보다 힘도 세진단다.

위기는 다양한 형태로 나타나. 시험 스트레스를 받을 때처럼 실제로는 위험하지 않다는 걸 아는 일상적인 상황에서도 몸이 위기 모드로 전환될 수 있어. 너의 생존을 위해 뇌가 발동하는 거짓 경보인 셈이지.

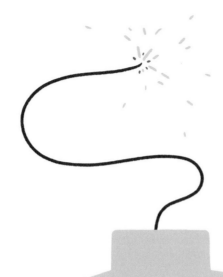

위기 모드는 어떤 느낌인가요?

'위기 호르몬', 즉 아드레날린은 혈액을 근육에 공급하고
산소 흡수량을 늘리며 평소보다 통증을 더 잘 견딜 수 있게 해.
그러다 보니 다음과 같이 강렬하고 불쾌한
신체 반응이 일어날 수 있어.

- 심장이 두근거리고 호흡이 빨라져.
- 손에 땀이 흐르고 입안이 바싹 말라.
- 온몸이 떨려.
- 초조해지고 끔찍한 생각이 떠올라.
- 갑자기 소변이 마렵고 속이 메슥거려.
- 시야가 좁아지고 귀가 어두워져.

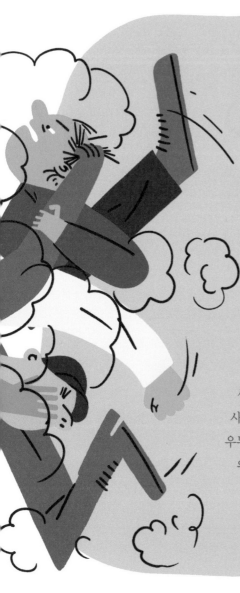

싸움의 의미

싸우고 싶은 충동은 강한 두려움이나
분노에 대한 자연스러운 반응이자
신체가 발동하는 위기 모드의 일부야.
하지만 사람들이 위기 모드에서만 싸우는
건 아니지. 새끼 사자와 같은 어린
동물은 어른의 세계로 들어가는
연습을 하려고 싸워. 마찬가지로
인간도 어릴 때부터 자신의 한계를
시험하고 다른 사람과 가까워지기 위해
싸움 놀이를 해.

싸움을 존경받기 위한 수단으로 여기는
사람들도 있어. 가장 강한 사자가 무리의
우두머리가 되듯이 어떤 사람들은 폭력이나
위협으로 주변 사람을 통제하려고 하지.

하지만 동물의 세계에서 작용하는 모든 원리가 인간에게도 적합한 것은 아니야. 싸움으로 존경을 얻고 친구들과의 관계에서 우위에 설 수도 있겠지. 하지만 시간이 지나면 이런 관계는 덧없다는 사실을 깨닫게 돼. 진정으로 존경받는 방법은 성실함을 보이는 거야. 남을 헐뜯지 않고 당당하게 너 자신이 되어 네가 생각하는 바를 주장하는 거지.

너 자신을 통제하는 방법

- 너를 화나게 하는 상황에서 벗어나.
- 뛰어오르기, 달리기, 소리치기, 바닥에 물건 던지기 등 물리적 행동으로 분노를 표출해 봐.
- 심호흡하고 열까지 세어 봐.

부정적 감정

너도 십 대를 지나면서 괴로운 감정을 느끼고 부정적인 생각을 품을 거야. 어쩌면 이미 그런 상태일지도 모르지. 모두 자연스러운 성장 과정이야.

부정적인 감정은 불쾌하긴 하지만 유익할 때도 많아. 너 자신의 경계선을 알아차리게 하고 단호하게 나서야 할 때를 알려 주거든. "난 이런 상황 못참아! 날 이런 식으로 취급할 순 없어."라고 말이야. 슬픔은 고통스러운 경험을 처리하는 데 도움이 되고, 네게 지원과 위로가 필요하다는 사실을 다른 사람들에게 알려 주지.

부정적인 감정을 외면하고 억누르는 건 좋지 않아. 화난 개를 작은 새장에 가두려는 거나 마찬가지거든. 개는 계속 그 자리에 있고 점점 더 성이날 뿐이야. 표출하지 못한 감정은 통제할 수 없는 맹수로 바뀌기 십상이야. 억눌린 감정은 스트레스, 우울, 불안과 같은 정신적 문제의 주요 원인이 되지.

울어도 괜찮아

아무리 슬퍼도 억지로 참는 남자들이 많아. 울어야 할 때도 울지 못하지. 슬플 때는 울어야 마음이 편해지는데 말이야. 그러니 눈물이 나오려고 하면 마음껏 울도록 해.

울고 나면 괴롭던 마음이 한결 편해질 거야.

158

많은 남자 청소년이 자라나면서 감정을 드러내지 않는 법을 터득해. 진짜 남자는 약한 모습을 보이면 안 된다고 생각해서야. 그러다 보면 사춘기에 이를 즈음엔 우는 법을 거의 잊어버려.

하지만 슬픔을 억지로 참는 건 좋지 않아. 슬픔은 다른 감정으로 대체되기 쉬운데, 보통 분노가 그 자리를 차지하거든. 그래서 많은 남자가 어른이 되고 나서도 슬프면 괜히 화내곤 해.

솔직히 말해 봐

네가 느끼는 감정을 남들과 공유하면 한결 더 편안해질 수 있어. 감정을 말로 표현하면 더 이해하기 쉽고 덜 부담스러워. 남들은 어떤 감정을 느끼는지도 한번 들어 봐. 생각보다 너와 비슷한 점이 많다는 걸 알게 될지도 몰라.

남자아이들끼리는 감정보다 행동이 우선적인 관심사여서 네 기분이나 생각을 털어놓기 망설여질 거야. 하지만 네가 먼저 대화를 시작하면 돼! 친구에게 요즘 어떻게 지내는지 묻고 서로 더 가까워질 수 있을지 확인해 봐. 친한 친구나 가족에게 속마음을 털어놓기 어렵다면 학교나 보건소 또는 병원을 찾아가 어른과 상담해도 좋아.

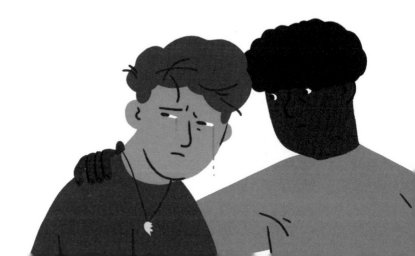

이 또한 지나갈 거야

　처음으로 부정적인 감정을 느꼈을 때 명심해야 할 점이 있어. 감정도 결국 지나간다는 사실 말이야! 어른들은 이 사실을 잘 알고 있지만, 지금 당장 괴로운 네게는 이 시간이 견딜 수 없게 느껴질지도 몰라. 하지만 잊지 마. 누구나 고통스러울 때가 있지만, 그 누구도 영원히 고통받진 않아. 넌 다시 행복해질 거야!

모든 감정이 필요해

　누구나 슬픔에 빠지고 상처 입곤 해. 누구나 때로는 화가 나지. 누구나 자신을 있는 그대로 드러내고 존중받을 수 있어야 해. 인생의 고난을 견디려면 기쁨에서 슬픔까지 모든 감정이 필요해. 감정이야말로 사람들을 하나로 묶고 친구들을 가까워지게 하며 인간을 선하게 만드니까.

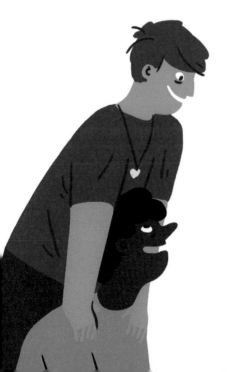

우는 것이 남자다웠던 시대?

남자라면 아이든 어른이든 울면 안 된다는 사고방식은 현대에 생긴 거야. 고대 그리스인들은 관객이 고통스러운 감정을 느끼고 '정화'되기를 바라며 슬픈 연극, 즉 비극을 상연했어. 비극을 보고 또 보며 흐느끼고 훌쩍이고 엉엉 울면 기분이 훨씬 나아진다고 여겼지. 중세와 르네상스 시대에도 사람들 앞에서 우는 것이 호감 가고 남자다운 행동이라 여겨져서 매우 인기를 끌었어.

19세기 말에 이르자 감정을 자제하는 남자가 이상적이라는 생각이 퍼졌어. 눈물은 나약함의 표시가 되었지. 우는 남자들은 서서히 자취를 감추었어. 지금도 여전히 많은 사람이 남자는 속 시원하게 울어선 안 된다고 여기지.

우리는 이제 남자가 울 권리를 되찾아야 한다고 생각해!

격렬하고 부정적인 감정에
어떻게 대처해야 하죠?

1. 열까지 세어 봐
격렬한 감정도 시간이 지나면 진정되는 경우가 많아. 나중에
후회할지 모를 말이나 행동을 해 버리기 전에 일단 열까지 세면서
마음을 진정해 봐.

2. 울어 봐
눈물은 불쾌한 감정을 깨끗이 씻어 줄 거야.

3. 어떤 감정인지 말해 봐
네가 느끼는 감정을 말로 표현하면 더 잘 이해하고 대처할 수
있어. 그런 감정에 휩싸인 사람은 너만이 아니라는 사실도 깨닫게
되지.

4. 멋진 것들을 생각해
행복한 기억, 좋아하는 사람, 안전하게 느껴지는 장소를
떠올리면 감정이 진정될 거야.

5. 기분 전환을 해 봐
격렬한 감정에 휩싸여 아무 생각도 할 수 없다면 어떤 활동이든
하는 게 좋아. 친구와 시간을 보내거나 재미있는 영화를 보거나
책을 읽거나 산책을 하는 거지.

6. 창의력을 발휘해

뭔가 만드는 건 감정을 다루는 데 도움이 돼. 이를테면 스웨터를 짜거나 노래를 짓거나 글을 써 보는 건 어때?

7. 몸을 움직여

적절한 신체 활동은 스트레스와 힘든 감정을 나아지게 해.

8. 미안하다고 말해

누구든 화나거나 슬프면 후회할 말이나 행동을 하지. 그렇다고 해서 네가 악당이나 골칫거리가 되는 건 아냐. 심술궂은 짓을 했다면 곧바로 미안하다고 사과하는 게 가장 간단한 해결 방법이야.

9. 용서해 줘

누가 네게 치사한 말이나 행동을 했더라도, 예전에도 그랬던 게 아니라면 되도록 용서하렴. 어떤 사람이든 이기적으로 굴 때가 있고, 너 역시 마찬가지니까. 반대로 너 자신을 스스로 용서하는 것도 중요해.

10. 감정은 지나간다는 걸 명심해

언젠가는 이 슬픔과 화가 누그러질 거라고 되새기면 감정에 대처하기가 좀 더 쉬워질 거야.

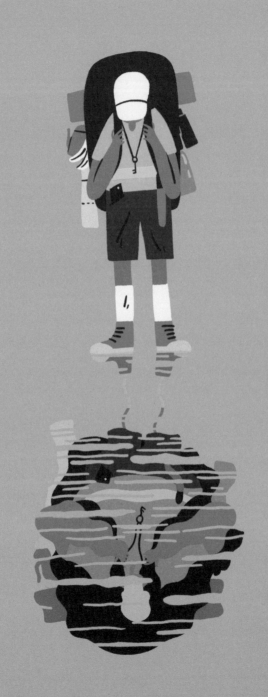

이대로 괜찮아

'다른 사람들은 어떻게 생겼지? 어떻게 행동하고 무엇을 이뤄 냈지?'

사춘기에 들어선 청소년은 흔히 자신을 남과 비교하기 시작해. 그러면서 사회에 적용되는 규칙을 배우고, 수많은 사람 속에서 자신만의 자리를 찾아가는 거지.

하지만 자신과 남을 비교하다 보면 압박감이 커질 수밖에 없어. 이를테면 성적이 뛰어나고 취미에 능숙하며 몸매도 좋고 친구들에게 인기도 있어야 한다고 느끼는 거지. 다른 사람의 성취에만 집착하다가는 정작 너 자신이 할 수 있는 일을 잊어버릴 거야. 다른 사람을 뛰어남의 척도로 여기면, 어느 순간 너 자신은 부족한 사람이라고 믿게 될지도 몰라.

압박감에 따른 스트레스

압박감이 심해질수록 스트레스를 받기 쉬워. 스트레스란 큰 부담을 느끼는 상황에서 네 몸, 생각, 감정에 일어나는 증상이지. 네 몸이 너를 도우려고 위기 모드로 접어드는 거야.

그래서 적당한 스트레스는 집중력을 높이고 활기를 돋우지. 상황을 잘 처리하고 문제를 해결하는 데 오히려 도움이 될 수 있어.

하지만 한꺼번에 너무 많은 스트레스를 받으면 한계에 다다를 수 있어. 모든 생각이 멈춰 버리고 아무것도 할 수 없게 되지. 스트레스가 과도한 상태로 오래 지내다 보면, 위기 모드로 바뀐 몸과 마음이 결국 탈진해 버려. 그럴 땐 지친 몸과 마음이 회복할 수 있도록 충분한 휴식을 취해야 해.

한계점

스트레스가 극심해지면 사소한 일로도 갑자기 폭발할 수 있어. 예를 들어 학교에서 괴롭힘을 당하거나 가족에 문제가 생긴 청소년이라면 이미 한계점에 가까워진 상태겠지. 다시 말해 일상적 스트레스에 대한 내성이 낮아진 거야. 스트레스를 받거나 탈진하기 전까지 견뎌 낼 수 있는 정도는 사람마다 달라.

최악의 시나리오

　인간은 스트레스를 받으면 최악의 상황을 상상하게 돼. 무엇이든 너무 가까이에서 보면 중요한 것과 그렇지 않은 것을 구분하기가 어려워지지. 과제를 제때 제출하지 못한다고 세상이 끝나는 건 아니야. 선생님이나 부모님이 화내는 게 세상에서 가장 끔찍한 일도 아니고.

　스트레스를 해소하고 마음을 가라앉히는 요령을 몇 가지 익혀 두면 도움이 돼. 신체 활동과 열중할 수 있는 취미로 한숨 돌리고 활기를 북돋우면 스트레스가 잦아들 거야. 거절하는 연습을 해 두는 것도 좋겠지. 네가 반드시 모든 일에 참여해야 하는 건 아니야.

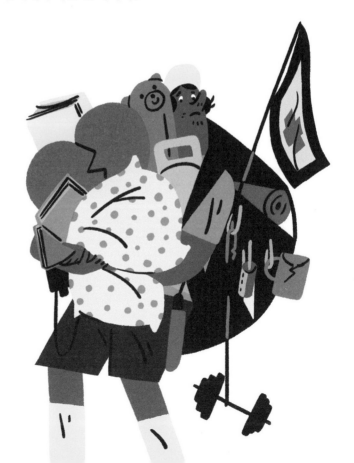

원한다면 뭐든 이룰 수 있다는 거짓말

지금까지 무엇이든 충분히 노력만 하면 이룰 수 있다는 말을 들으며 자랐니? 그건 선의의 거짓말일 뿐이야. 노력하는 게 이로운 건 사실이지만, 노력한다고 해서 무엇이든 손에 넣을 수 있는 건 아니거든. 뭐든 해낼 수 있다고 믿다 보면, 일이 잘 풀리지 않았을 때 너 자신을 탓하게 돼.

이 세상에는 같은 꿈을 좇는 사람이 수없이 많지. 하지만 한 나라의 대통령도, 프리미어리그 최고 득점자도 단 한 명뿐이야. 네가 꿈꾸는 모든 성공 뒤에는 꺾여 버린 수많은 희망과 꿈이 있어.

게다가 모든 사람에게 똑같은 기회가 주어지지는 않아. 부유하거나 학력이 높은 가정에서 태어난 사람은 좋은 성적을 받기가 더 쉽겠지. 사회적 차별로 난관을 겪는 사람도 있어. 아무리 영리해도 편견이나 인종 차별 때문에 자신의 능력을 보일 동등한 기회를 얻지 못하는 거야. 어떤 사람에게는 공짜로 주어지는 기회를 다른 사람들은 수년간 고군분투하고서야 얻어내곤 해. 너 자신을 다른 사람과 비교할 때 이 점을 명심하렴.

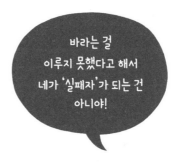

바라는 걸 이루지 못했다고 해서 네가 '실패자'가 되는 건 아니야!

스트레스 해소법

- '해야 할 일' 목록을 만들어 봐. 공부, 친구와의 만남, 여가 활동, 가족과 보내는 시간, 가사 노동……. 그중 무엇이 가장 중요하다고 생각하니? 모든 일을 해내려면 지칠 수밖에 없어. 목록에서 하지 않아도 되거나 시간을 덜 들여도 될 일을 골라 봐. 남들이 거들 수 있는 일은 없니? 친구나 어른과 함께 목록을 점검해 봐도 좋아.

- 스트레스를 받는 일에 관해 믿을 만한 사람과 이야기해 봐. 이야기하다 보면 상황을 새로운 관점에서 보게 될 수도 있어. 네 생각만큼 나쁜 상황은 아닐지도 몰라.

- 선생님이나 상담사 또는 의료인에게 도움을 요청해. 예를 들어 선생님에게 한동안 교내 활동 참여를 줄여 달라고 요청할 수도 있겠지.

이상적 몸에 대한 갈망

　사춘기에는 신체적 압박을 느끼기 쉬워. 네 몸은 급격한 변화를 거치고 있는 만큼 같은 반 아이들과 달라 보일 수도 있어. 키가 훌쩍 커지고 근육질이 된 아이가 있는 반면, 여전히 어린애처럼 보이는 아이도 있을 거야. 사춘기의 몸은 통제할 수 없이 멋대로 변화하니까. 그런데도 많은 남자아이가 노력만 하면 넓은 어깨와 좁은 엉덩이, 크고 단단한 근육 등 이른바 '이상적 몸'을 얻을 수 있다고 믿지.

　하지만 식생활이나 운동으로 외모를 완전히 통제할 수는 없어. 사람의 체형은 각기 다르고, 네 몸이 어떻게 성장할지는 대부분 유전자에 따라 결정되거든. 골격을 특정한 형태로 다듬는 건 불가능해. 운동을 별로 안 하는데도 근육이 탄탄한 아이가 있는가 하면, 반에서 가장 힘이 센 데도 복근은 없는 아이도 있지.

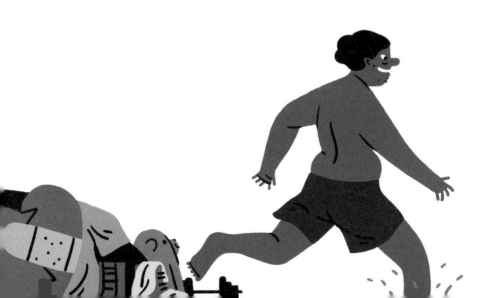

이상적 몸과 만족도

이상적 몸을 만들기란 쉽지 않아. 영화배우나 모델, 소셜 미디어 인플루언서는 음식과 철저한 신체 단련, 수면에 집중하는 생활을 하지. 인생의 여러 다른 요소보다 외모를 우선시하는 거야. 그러다 보니 몸이 겉으로는 좋아 보여도 실제로는 건강하지 못한 경우가 많아. 이상적 몸을 추구하다 보면 탈진하고 부상을 입기도 하지. 많은 사람이 몸매를 가꾸려고 할수록 자기 몸에 대한 실제 만족도는 낮아진다는 걸 깨닫는단다.

편법과 속임수

소셜 미디어나 예능 프로그램을 비롯한 대중 매체에 나오는 사람들 상당수는 이상적 몸을 얻으려고 편법을 써. 불법 약물로 부자연스러운 근육을 만들거나, 포토샵으로 사진을 보정해서 자기 몸이 극단적으로 완벽해 보이게 하지. 심지어 성형 수술로 몸을 고치기도 해. 사람들은 그 결과물을 보고 자기도 이상적 몸을 가질 수 있다고 믿게 되지.

건강한 삶을 만드는 데 도움이 되는 운동이 외모를 가꾸기 위한 수단에 그친다는 게 안타까워. 기억해, 이상적 몸만 쫓는 건 해로운 일이야.

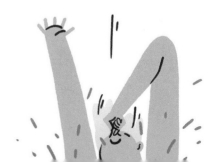

운동은 몸에 어떤 영향을 미치나요?

- **쾌락 호르몬**: 신체적 한계에 도전하다 보면 뇌에서 엔도르핀이라는 쾌락 호르몬이 나와서 더 행복하고 긍정적인 기분을 느낄 수 있어.

- **자신감**: 체력이 늘수록 도전 정신이 생기고 자신의 몸을 더 긍정적으로 생각하게 돼.

- **정신 건강**: 몸을 움직이면 불안감이나 우울감이 완화돼.

- **집중력**: 몸이 느긋하고 차분해질 뿐만 아니라 뇌의 지구력도 향상되어 더 오래 집중할 수 있지.

- **수면**: 운동한 뒤에는 피곤해서 더 빨리 깊게 잠들 수 있어.

- **지구력**: 운동하면 심장이 강해지고 폐의 산소 흡수량도 늘어나. 좋아하는 일을 지치지 않고 더 오래 할 수 있어.

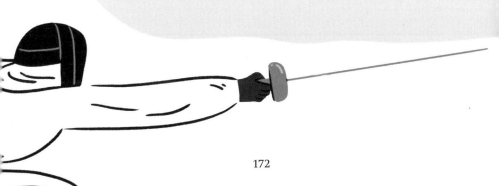

- **면역력**: 심장 질환, 당뇨병, 치매, 암 등에 걸릴 위험이 줄어들어.

- **체중 조절**: 적정 체중을 유지하는 데 도움이 돼.

- **근육**: 근육은 쓸수록 강해져. 근육이 튼튼해지면 일상적인 부상이나 통증에서 벗어날 수 있어.

네가 스포츠와 운동을 좋아한다면 다행이야. 물론 그 반대일 수도 있지. 사실 많은 사람이 지루하다는 이유로 운동을 시작할 엄두를 못 내거든. 하지만 평생 할 만한 신체 활동을 지금부터 습관화하는 게 좋아. 재미있게 느껴지는 것을 찾을 때까지 다양한 운동을 해 보고, 지루해지지 않도록 자주 새로운 종목을 시도해 봐.

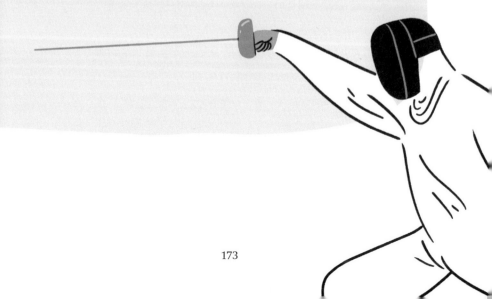

피해야 할 편법

몸 관리를 할 때 다음 세 가지 편법은 피하도록 해.

- **단백질 파우더**: 단백질 파우더나 셰이크, 바 같은 건 필요 없어. 평범한 식사로도 네가 바라는 근육을 만들 만큼 단백질을 섭취할 수 있으니까. 운동하고 나서 요구르트를 먹거나 빵 한 조각에 후무스나 치즈를 곁들여 먹으렴. 그 정도면 충분해!

- **크레아틴**: 크레아틴은 단백질의 구성 요소인 아미노산의 일종으로, 근육에 많이 들어 있어. 많은 사람이 분말 또는 캡슐 형태의 다이어트 보조제로 크레아틴을 섭취하지. 크레아틴은 마트나 체육관에서 쉽게 살 수 있지만, 효과는 거의 없어. 큰 비용만 들 뿐 청소년의 운동 능력에는 영향을 미치지 못한다고 밝혀졌지.

- **단백 동화 스테로이드**: 단백 동화 스테로이드는 불법 판매되는 인공 테스토스테론이야. 근육을 만드는 효과가 있지만 해로운 부작용도 많지. 스테로이드를 사용하면 성장이 멈추고 유방이 커지거나 고환과 음경이 작아질 수 있어. 그 밖에도 여드름, 공격성, 암, 불임, 심장 손상, 우울증, 자살 충동까지 유발할 수 있지. 일부 부작용은 단기간 사용만으로도 평생 지속되기도 한대. 근육을 키우는 대가치고는 너무 지나치지.

신체적 압박과의 싸움

우리가 할 수 있는 최선의 조언은 너 자신과 친구에게 관대해지라는 거야. 소셜 미디어에서 본 사람 때문에 네가 못나 보인다면 그 사람을 언팔로우하렴. 너와 다른 사람의 몸을 두고 이야기하는 방식에 관해서도 생각해 봐. 친구끼리 장난치고 별명을 부르고 서로의 외모를 가지고 가벼운 농담을 주고받을 수는 있지. 하지만 친구가 티 내지 않는다고 해도 사실은 상처를 받았을 수 있어. 서로의 몸을 언급할 때면 상대의 자존감을 해칠 수도 있다는 점을 명심하렴.

또 하나 조언하자면, 신체적으로 도전하는 취미를 가져 봐. 즐거운 활동을 하다 보면 너의 멋진 몸이 할 수 있는 일들에 새삼 감사하게 될 테니까. 네 몸은 근사하게 보이기 위해서가 아니라 너를 새로운 곳으로 데려가고 더 높이 끌어올리기 위해 만들어진 거야. 그러니 스케이트보드로 킥플립을 하거나 자전거로 산을 오르내리거나 탁구공에 스핀을 넣는 법을 배워 봐!

자신감과 자존감

자신감과 자존감은 너 자신에 대한 느낌을 나타내는 말이야. 자신감은 네가 성취할 수 있는 것, 즉 네 능력과 연결돼. 네가 느끼는 자신감은 분야에 따라 클 수도 낮을 수도 있어. 예를 들어 수학은 자신이 없어도 요리는 자신 있는 사람이 있겠지. 꾸준히 도전하고 새로운 기술을 익히다 보면 자신감이 생길 거야. 자신감을 가지고 네 삶 속에서 너만의 자리를 찾아봐. 해낼 수 있다는 확신과 함께 새로운 일에 도전하는 거야!

반면 자존감은 네가 할 수 있는 일이나 외모와 상관없이 너 자신에 만족하는 거야. 자존감이 낮으면 불안해지지만, 자존감이 높으면 지금 그대로의 너로 충분하다고 느낄 수 있지.

자존감과 자신감은 평생 오락가락할 수 있어. 그래도 괜찮아. 시간을 들이고 도움을 받으면 자신에 만족하는 길을 찾아낼 거야. 네가 다른 사람들과 똑같을 수는 없지만, 다른 사람들도 너와 똑같을 수 없지. 그래서 네가 가치 있고 소중한 사람인 거야.

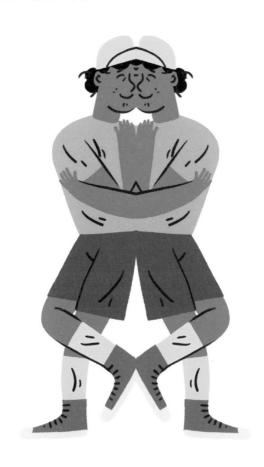

자존감을 높이는 방법

- 세상에는 자기 비하에 빠져 있는 사람이 너무 많아.
  스스로를 긍정적으로 대해 보렴. 너 자신에게서 마음에
  드는 점을 찾아봐.

- 남들에게 칭찬을 들으면 부인하지 말고 있는 그대로
  받아들이며 기뻐해 봐. 칭찬받은 내용을 적어 두고 생각
  날 때마다 들여다봐도 좋겠지?

- 평소에 잘하지 못하는 일을 염려하느라 많은 시간을
  보낸다면, '부정적 시간'을 따로 정해 봐. 10분 동안 마음껏
  불평하고 부정적인 생각에 잠겨 보는 거야. 자기 비하의
  감정을 실컷 표출하고 나서 남은 하루를 걱정 없이 보내는
  거지!

- 자존감이 낮으면 너 자신뿐만 아니라 남들도 깔볼 수
  있어. 넌 질투심과 부정적 감정의 악순환에 빠질 테고,
  사람들은 너를 의심하고 떠나가게 되겠지. 이런 문제는
  빠르게 바로잡아야 해. 주변 사람들을 격려하며 칭찬하고
  관심을 보이고 도우렴. 그러다 보면 어느새 너 자신도
  성장하고 있다는 걸 느낄 거야.

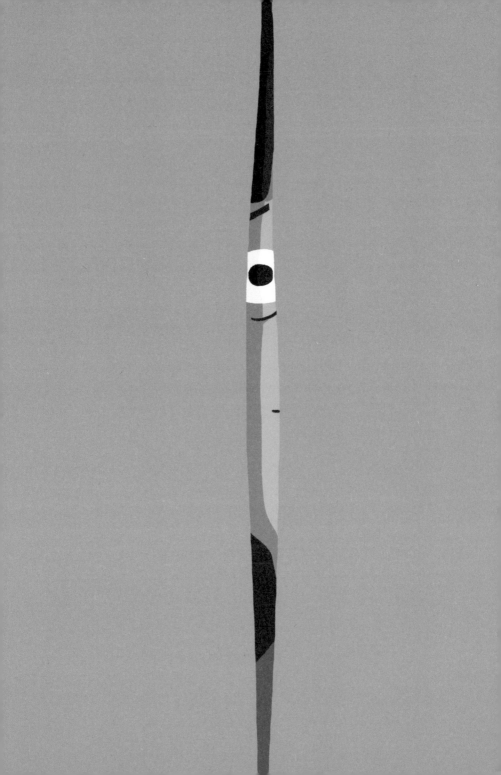

정신적 문제

정신적 문제가 뭐예요?

누구나 부정적인 감정과 생각으로 힘든 시간을 보낼 때가 있어. 청소년 4명 중 1명은 불안, 수면 장애, 절망감 등에 시달린다고 해. 하지만 부정적 감정과 정신적 문제는 달라. 정신적 문제의 예로는 우울증, 불안증(불안장애), 식이장애 등이 있어.

정신적 문제의 특징은 네가 생각하고 느끼고 행동하는 방식에 나쁜 영향을 미쳐서 생활에 지장이 생긴다는 거야. 학교에서 공부하거나 사랑하는 사람들과 시간을 보내는 일도 힘들어지지.

정신적 문제는 흔한 일이야. 거의 모든 사람이 살아가면서 직접 겪거나 친구 또는 가족을 통해 간접적으로 경험하거든. 하지만 이런 문제가 있다 해도 시간이 지나고 적당한 도움을 받으면 대체로 나아져서 예전처럼 잘 지낼 수 있어.

왜 정신적 문제가 생기나요?

정신적 문제를 겪는 사람과 그렇지 않은 사람의 차이가 무엇인지는 아직 밝혀지지 않았어. 유전적 원인도 있지만, 어려운 상황이나 고통스러운 경험이 정신적 문제를 일으키기도 해. 하지만 대부분의 경우 정확한 이유를 설명할 수 없다고 봐야겠지.

불안

불안이란 신체적 불편과 두려움을 느끼는 상태야. 누구나 때로는 불안해하지. 불안은 위험한 상황에서 자기를 보호하는 수단이 되거든. 하지만 일상생활이 불가능할 만큼 불안해하는 사람들도 있어. 갑자기 극심한 공포에 사로잡혀 심장이 두근거리고 현기증이나 호흡 곤란 같은 물리적 증상을 겪기도 하지. 이런 증상을 불안 발작이라고 해.

거미나 뱀처럼 무섭거나 섬뜩한 것을 보고 불안 발작을 일으키는 사람도 있지만, 엘리베이터나 비행기나 지하철을 타는 일상적 상황에서도 불안 발작에 빠질 수 있어. 인파가 많은 곳에 가면 이런 증상이 시작되는 사람도 있지. 구체적인 사물이나 상황이 유발하는 불안을 공포증이라고 해.

불안의 또 다른 형태로 공황 발작이 있어. 불안 발작이 갑자기 심각한 신체 증상과 함께 일어나지. 치명적인 증상은 아니지만 강렬한 두려움이 밀려와 마치 죽거나 미칠 것처럼 느껴진다고 해. 다행히 이런 증상은 10분 넘게 지속되진 않아. 공황 발작은 장기간의 과도한 스트레스에 대한 반응일 수 있어.

우울증

우울증에 걸리면 누군가 네 삶의 난방 장치를 끈 것처럼 느껴지지. 따뜻함과 행복은 사라지고, 슬픔과 수치스러움 같은 차갑고 부정적인 감정만 남아. 탈진하고 기가 빨려 나가고 무감정해지기도 해. 미래에 대한 희망을 잃고 자신을 무가치한 존재라고 느끼기 쉽지. 누구나 가끔은 울적한 날이 있겠지만, 우울증에 걸리면 이런 마음 상태가 한참 이어져.

우울증에 걸린 청소년들은 이전에 좋아하던 것들에 흥미를 잃곤 해. 성격이 급해지고 공격적으로 변하거나 위험한 짓을 저지를 수 있어. 흔히 신체적 이상을 보이기도 하지. 잠을 못 자서 항상 피곤하고 입맛이 떨어지며 학교 수업이나 친구들에게 집중하기도 어려워져. 우울증에 걸리면 남들에게서 멀어져 고립되기 쉽고, 심지어 자해를 생각하게 되기도 해.

우울증과 우울함은 어떻게 다른가요?

의학적 의미에서의 우울증이나 불안을 겪지 않는 사람도 평소 '우울하다'라거나 '불안하다'라고 말하곤 하지. 그건 그저 슬프거나 걱정스러운 거야. 불안이나 우울증의 의학적 진단에는 구체적인 기준이 있거든. 예를 들면 일상생활을 이어 나가기 어려울 만큼 증상이 심각해야 해.

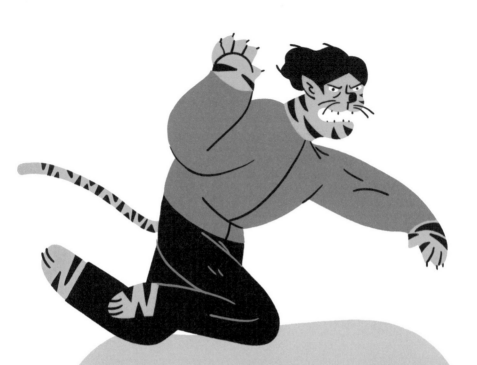

트리거

세상에는 가정 폭력이나 학대, 또는 전쟁을 경험한 아이와
어른이 있어. 이때 생긴 정신적 외상은 겉으로는 드러나지
않지만, 그런 사람의 뇌는 두 번 다시 고통스러운 상황에
빠지지 않도록 자신을 보호하려고 해. 그러다 보니 상처
입은 과거를 떠올리게 하는 소리나 냄새에 노출되면, 안전한
상황을 위험한 상황으로 오해할 수도 있어. 이런 요소를
트리거(triggcr, 방아쇠)라고 해. 방아쇠가 당겨진 사람은 공황
상태에 빠져 위기 모드로 전환되지만, 다른 사람들은 왜
그러는지 이해할 수 없지. 트리거가 당겨지면 공황 발작을
일으키거나 폭력적인 행동을 하거나 그 자리에서 달아나기도
해. '자기 보호' 메커니즘이 고장 났기 때문이야.

감정 제어하기

누구나 불쾌하고 부정적인 감정을 달래는 나름의 비결이 있어. 친구에게 전화를 걸 수도 있고 산책하거나 열까지 헤아릴 수도 있지. 하지만 유감스럽게도 자해나 식이 장애처럼 너무나 위험한 방법에 의존하는 사람들도 있어. 이런 경우 또 다른 정신적 문제가 생기거나 너무 괴로운 나머지 자살을 기도하기도 해.

자해

자해란 자살 의도 없이 일부러 자기 몸에 상처를 입히는 행위를 말해. 예를 들어 피부를 칼로 베거나 긁는 거지. 자해는 몸에 영구적 손상을 남길 수 있는 위험한 행위야. 어떤 사람들은 고통스러운 감정을 몸에 옮기기 위해 자해하지. 무감각에서 벗어나거나 자기 통제권을 행사하려고 자해하는 사람들도 있어. 하지만 진짜 문제인 부정적 감정은 결코 자해로 해결되지 않아.

식이 장애

사람들이 식사를 통해 자신의 감정을 통제하려는 행위를 식이 장애라고 해. 거식증은 너무 적게 먹는 증상이고, 폭식증은 식사 이후에 구토하는 증상이야. 폭식은 멈추지 못하고 한꺼번에 너무 많이 먹는 증상을 말해. 건강식품 탐욕증 또는 근육 집착증은 운동이나 근육 강화, 식이 요법 등에 지나치게 집착하는 증상이지.

건강식 탐욕증이나 근육 집착증이라면 일련의 집중 훈련으로 불안과 자기혐오를 가라앉힐 수 있어. 거식증에 걸린 사람은 식생활을 통제하면 자기 인생의 다른 부분도 통제할 수 있다고 믿지. 한편 자신을 달래려고 폭식에 빠지는 사람들도 있어.

식이 장애를 암시하는 징후는 다양해. 운동하려고 중요한 친구들과의 모임이나 생일 파티에 빠지거나, 식사를 대접받아도 건강에 나쁜 음식밖에 없다면서 거부하거나, 식사 시간만 되면 스트레스를 받는다거나……. 식이 장애가 있다고 해서 반드시 비쩍 마른 것은 아니야. 이 장애를 겪는 사람들 대부분이 겉으로는 평범해 보이거든.

신체적 압박과 스포츠 그리고 식이 장애

신체적 압박과 스포츠가 식이 장애를 일으킬 수도 있어. 과체중인 아이가 남들과 비슷해지려고 고군분투하다가 식이 장애에 빠지기도 해. 수영이나 체조처럼 몸이 드러나는 스포츠를 하는 아이들이 특히 위험하지. 조정, 장거리 달리기, 크로스컨트리 스키, 스키 점프처럼 체중이 가벼울수록 유리한 스포츠나 무술처럼 체급이 있는 스포츠도 마찬가지야. 훈련과 식이 조절은 무조건 긍정적이라는 코치와 부모의 생각이 상황을 더 악화시키기도 해. 어쩌면 어른들이 무의식중에 아이의 식이 장애를 부추기고 있을지도 몰라.

약물 복용

술은 세계에서 가장 흔한 약물이지만 18세 이상(한국에서는 19세 이상)이라면 합법적으로 복용할 수 있지. 그 밖에도 다양한 불법 약물이 있어. 약물이 몸에 들어오면 뇌에서 도파민을 비롯한 쾌락 호르몬이 분비돼. 게다가 약물은 전두엽에 휴식 시간을 주기 때문에 자기 행동의 결과를 덜 생각하게 되고 해방감을 느낄 수 있어.

하지만 약물은 건강에 문제를 일으키는 불건전하고 해로운 물질이기도 해. 많은 사람이 약물이나 술에 만취해 위험한 짓을 저지르지. 흥분하거나 폭력적으로 되어 남들에게 위협적인 존재로 변하기도 해. 부정적 감정을 달래려고 알코올이나 약물을 도피처로 여기면, 중독되어 자제력을 잃게 돼. 부모나 친지가 알코올이나 약물 문제를 겪고 있을수록 더욱 중독에 노출되기 쉽지. 약물은 잠깐 위로와 휴식을 주는 것 같아도 결국에는 네가 통제할 수 없는 새로운 문제를 일으키게 돼.

자살과 자살 기도

자살은 청소년의 가장 흔한 사망 원인이야. 자살로 사망하는 청소년 4명 중 3명 정도는 남성이라고 해.

자살 기도를 하는 아이들은 그전에 한동안 자살 충동에 시달린 경우가 많아. 오래전부터 죽음을 생각해 온 거지. 하지만 자살 기도 자체는 나쁜 경험 직후에 충동적으로 일어나기 쉬워. 연애 대상과의 이별, 친구와의 말다툼처럼 주변 사람에게는 사소해 보이지만 당사자에게는 지독히 부끄럽고 해결할 수 없는 난관처럼 느껴지는 경험 말이야.

자살을 기도한 사람들도 대부분은 죽지 않고 오래도록 살아가. 그것만 봐도 희망이 있다는 걸 알 수 있지. 인간은 아무리 고통스러운 일을 겪는 다고 해도 다시 행복해질 수 있고 더 이상 죽음을 원치 않을 수 있어. 비관 적인 생각에서 벗어나는 길은 분명히 존재해.

도움을 받으려면

부정적 감정과 정신 건강 문제로 괴로워하는 사람은 누구나 도움을 받을 수 있어. 첫 번째 단계는 친구나 어른에게 네 감정을 털어놓는 거야. 대부분의 경우 이 정도만으로도 충분히 힘겨운 시기를 견뎌 낼 수 있어. 그 밖에도 다양한 지원 서비스를 이용할 수 있단다. 263쪽에 도움받을 수 있는 곳들의 연락처를 실어 놓았으니 참고하렴.

네가 무슨 생각을 하든, 어떤 기분이든 넌 혼자가 아니야. 널 도울 사람들이 있다는 걸 꼭 알려 주고 싶어. 정신 건강 문제는 드문 일이 아니란 다. 고통스럽긴 하지만 충분히 치유할 수 있어.

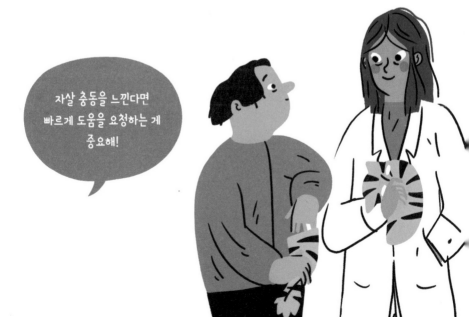

자살 충동을 느낀다면 빠르게 도움을 요청하는 게 중요해!

누군가가 걱정된다면 해야 할 일

- **관심 표현**: 그 사람의 인생과 감정에 관심이 있다고 표현하는 거야. 사람들이 솔직해질 용기를 찾고 자기에게 도움이 필요하다는 걸 깨달으려면 누군가의 관심이 필요해.

- **솔직한 대화**: 다른 사람에게 자해나 자살을 생각한 적이 있는지 물어보는 게 잘못된 행동은 아니야. 그런 물음이 자해나 자살을 부추기진 않아.

- **어른에게 상담하기**: 누가 네게 정신 건강 문제나 자해 충동을 털어놓았다고 해서 너 혼자 그 사람을 책임지려 해서는 안 돼. 네게 고백한 사람이 비밀을 지켜 달라고 말했더라도 가능한 한 빨리 믿을 만한 어른에게 상담하는 게 좋아.

- **응급 신고하기**: 친구에게 긴급한 도움이 필요한지 확실치 않다면 119에 상황을 신고할 수 있어. 그쪽에서 조언하고 네게 어려운 판단을 대신 내려 줄 거야. 너 자신이 자해하고 싶은 순간에도 꼭 도움을 요청해.

무슨 일이 일어나든 네 잘못이 아니야. 사람은 다른 사람을 바꿔 놓을 수 없지만, 그의 친구가 되어 줄 순 있어.

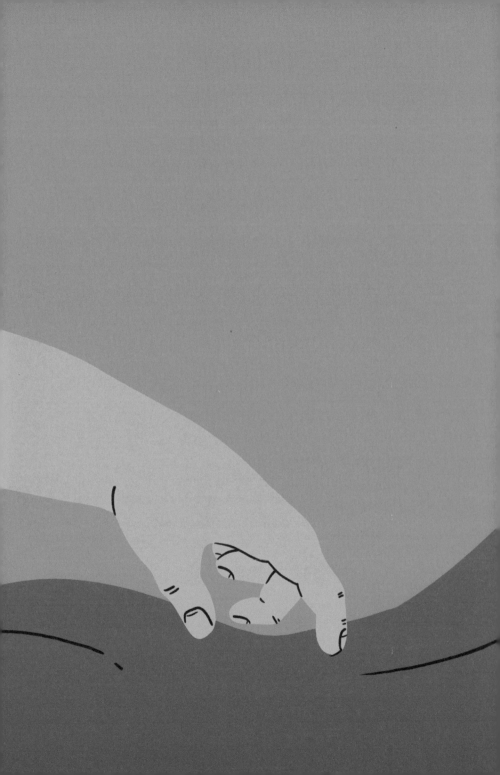

친밀함의 사다리

사춘기는 너 자신이나 다른 사람과 새롭고 긴밀한 유대를 맺는 시기야. 아마 너와 가장 가까운 사람들은 네 가족일 테고 앞으로도 몇 년은 그렇겠지? 하지만 이제 넌 독립을 향한 여정에 나섰어. 친구들이 예전보다 네 삶에 중요한 존재가 될 거야. 그리고 좋아하는 사람도 생기겠지. 네 마음을 사로잡고 좀 더 알고 싶고 누구보다 특별하게 느껴지는 존재 말이야. 곁에 두고 싶은 사람을 네가 직접 선택할 때가 된 거야.

시행착오

너만 변하는 건 아니야. 네 주변의 다른 사람들도 소속과 목표를 찾으려 애쓰고 있단다. 다들 우정에서나 사랑에서나 시행착오를 겪겠지. 아마도 네 친구들 중 몇몇과는 멀어질 테고 일상생활도 한동안 불안정하게 느껴질 거야. 한동안 자신의 사회관계를 모색하고 바보짓도 좀 저지른 다음에야 인생이라는 암호를 풀 수 있거든.

환상과 현실

사춘기는 자신과 다른 사람의 몸에 호기심을 느끼고 탐색에 나서는 시간이기도 해. 네 몸과 마음이 성장하고 발달하면서 새로운 사랑, 매혹, 성적 욕망과 같은 강렬한 감정이 끓어오르지. 네 머릿속은 손잡고 키스하는 몽상으로 가득 찰 거야. 부드러운 가슴이나 꽉 끼는 청바지 속 엉덩이의 윤곽선만 봐도 온몸이 간질간질하겠지. 다른 사람을 껴안고 키스하고 냄새를 맡거나 몸을 만지고 싶은 욕구가 생길 거야. 어쩌면 그 사람과 꼭 들러붙어 있고 싶을지도 몰라.

청소년기에는 환상과 현실이 크게 다른 경우가 많아. 너는 환상을 통해 어른의 세계로 들어갈 마음의 준비를 하게 되지. 하지만 사실 그 과정은 여러 단계로 이루어져 있어.

아래부터 위로

우리는 신체적 친밀함을 사다리에 비유하곤 해. 맨 아래쪽, 그러니까 손을 잡고 조심스럽게 껴안는 데서 시작하지. 위로 올라가다 보면 키스하고 애무도 하게 될 거야. 거기서 더 올라가면 서로의 몸을 탐색하며 기분이 좋아지는 단계에 이르러. 처음에는 서로의 옷 위로, 나중에는 옷 속으로. 그러다 준비되면 다양한 방식의 섹스가 있는 사다리의 맨 위쪽에 올라서는 거야.

친밀함의 사다리도 실제 사다리와 마찬가지야. 네가 괜찮은지 확인하지도 않고 높이 올라가 버리면, 어지럼증과 고소 공포증에 머릿속과 배 속이 뒤집힐 거야. 많은 사람이 나만 빼고 다들 경험이 많다는 생각에 빨리 성 경험을 해야 한다고 착각하지. 그러다 보면 너에게 편안한 곳보다 더 높이 올라가 버리기 쉬워. 청소년기에 이런저런 실수를 하고서 나중에 후회하는 사람이 많아. 자신과 타인의 경계선을 너무 늦게야 깨달은 거야.

서두르지 마

시간은 충분해. 언제든 네가 준비되었을 때 사다리 꼭대기에 올라가서 아래를 내려다볼 수 있어. 많은 사람이 성적 흥분을 느끼고 다른 사람을 욕망한 지 여러 해가 지난 뒤에야 실제로 키스하고 다른 사람의 몸을 탐색하고 섹스하게 돼. 네가 성적 의도가 없는 친밀함과 포옹을 원한다고 해도 전혀 이상할 것은 없어. 무엇이 네게 맞는지는 너 자신만이 알 수 있으니까. 네게 맞는 속도로 사다리를 올라가 봐.

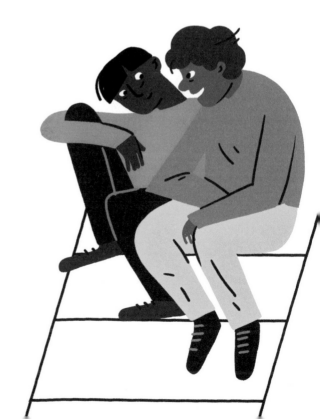

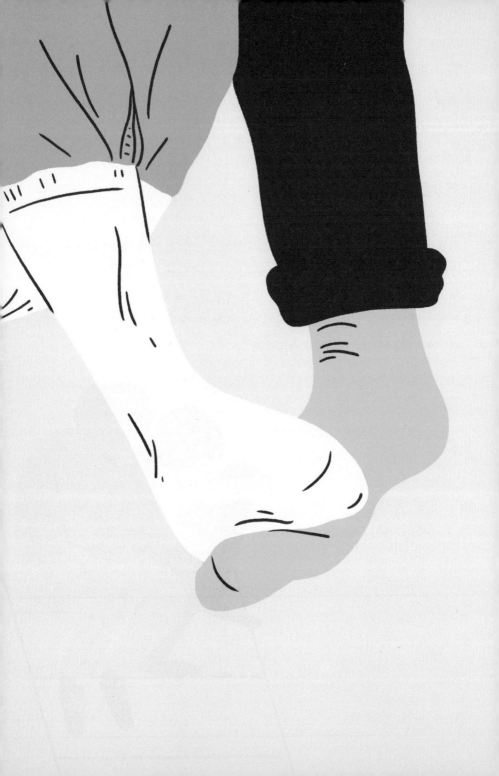

첫사랑

내가 사랑에 빠졌나요?

어떤 사랑은 강렬하게 다가오지. 넌 온종일 그 사람을 생각할 거야. 항상 그 사람 곁에 있고 싶을 테고. 그 사람이 무엇을 하든 완벽하게 보이겠지. 반면에 너도 모르게 서서히 사랑에 젖어들 수도 있어. 오랫동안 친구였는데 언젠가부터 곁에 있으면 행복해서 웃음이 멈추지 않는 거야. 그 사람에게 문자를 받으면 심장이 쿵쾅쿵쾅 뛰겠지.

사랑에 빠지는 느낌은 어느 날 갑자기 강렬하게 닥쳐와서 너의 모든 것을 압도할 수도 있고, 작지만 따스한 불꽃처럼 네 안에서 서서히 커질 수도 있어. 인생의 다른 경험이 그렇듯 사랑의 강렬함도 사람마다 다르단다. 매주 새로운 상대와 열정적인 사랑에 빠지는 사람이 있고, 평생 딱 두 번만 사랑하는 사람도 있지. 물론 사랑해 본 적이 전혀 없다고 해도 이상할 건 없어.

모든 사람까지는 아니더라도 많은 사람이 청소년기에 강렬한 첫사랑을 경험해.

네가 사랑에 빠졌다는 신호

- 심장이 빠르게 뛰어.
- 얼굴이 달아오르고 새빨개져.
- 할 말을 잊어버리거나 말을 더듬기 시작할지도 몰라.
- 너도 모르게 미소를 띠거나 웃음을 터뜨리게 돼.
- 팔다리가 떨리거나 힘이 빠질 수도 있어.
- 손바닥에 땀이 나고 입안이 바싹 말라붙기도 하지.
- 배 속이 뒤틀리거나 간질간질하거나 욱신거릴 수 있어.

사랑에 미치다

'미치도록 사랑한다'라는 말은 진부한 표현이지만, 사실은 나름 일리 있는 이야기야. 사랑은 가벼운 조증처럼 보일 수 있어. 생기와 활력이 넘치며 무비판적 상태가 되지. 다른 사람들에게는 네 모습이 몽롱하고 넋이 나간 듯 보일 거야. 누군가를 깊이 사랑하면 입맛이 떨어지고 잠을 이루지 못하곤 하지. 그래서 사랑에 빠진 사람은 '사랑과 상쾌한 공기'만 먹고 산다는 옛날이 있는 거야. 더욱 놀라운 긴 사랑히는 이를 위해 뭐든 하겠다고 나서거나 자기가 가진 모든 것을 희생하는 사람도 많다는 사실이야. 그 사람이 없으면 죽을 것 같다고 느끼기도 해.

사랑에 빠지면 부모님이나 친구 같은 주변 사람이 눈에 들어오지 않을 거야. 친구들과 어울리거나 숙제를 하는 대신, 사랑하는 사람의 인스타그램 사진만 몇 시간씩 넘겨 보고 있다면 아무도 널 이해하지 못하겠지. 하지만 네 눈엔 부모님과 친구들이야말로 매분 매초 사랑하는 사람만 바라보겠다는 네 목표를 방해하는 존재일 거야. 네가 반쯤 정신이 나갔다는 사실을 너만 모르는 거지.

사랑은 마을 수 없는 힘이야

그 누구도 자기가 사랑하게 될 사람을 선택할 수는 없어. 그 사람은 네 친구나 유명인일 수도 있고, 어쩌면 네가 인사조차 못 해 본 사람일 수도 있지. 네가 여자를 사랑할지 남자를 사랑할지도 마음대로 정할 수 없어. 사랑하고 싶지 않은 사람을 사랑하게 되어 혼란스럽거나 두려워질 수도 있어. 누군가를 영원히 사랑하길 바랐지만, 어느 순간 그 감정이 식어 버리고 사라질 수도 있지.

사랑에 빠지면 어떡하죠?

그래, 넌 사랑에 빠졌구나. 그렇다면 사실상 두 가지 선택지가 있어.

하나는 아무 일도 없는 척하고 평소처럼 지내는 거야. 자신의 감정을 세상에 드러낼 준비가 되지 않아서 누군가를 남몰래 사랑하는 걸로 만족하는 사람들도 있으니까.

다른 하나는 솔직하게 말해 버리는 거야. 과감히 나서서 네 마음을 전하고 그 사람도 너처럼 느끼는지 물어봐. 첫걸음을 떼는 것만으로도 용감한 일이야. 게다가 어쩌면 그 사람도 널 좋아할지 모르잖아!

데이트는 어떻게 시작해야 하죠?

- **일단 연락해**

  용기 내서 좋아하는 사람에게 말을 걸거나
  문자를 보내 봐. 긴장해서 아무 말도 못 할
  것 같다면 하고 싶은 이야기를 미리 생각해
  두는 게 좋아. 그 사람에게 묻고 싶은 다섯 가지 질문을
  생각해 두렴. 충분히 대화를 이어 가려면, 어느 정도 고민이
  필요한 질문이 좋겠지. 그 사람과 네게 공통점이 있는지
  확인하고, 그 사람이 좋아하는 것들에 관심을 표현해.

- **한두 번 만나 봐**

  좋아하는 사람에게 뭔가를 함께하러 가자고
  요청해 봐. 영화를 보거나 등산이나 게임을
  하거나 노래방에 가도 좋겠지. 이야기만
  나누기보다는 같이 즐겁게 놀면 훨씬 분위기가 편안할 거야.
  공유할 수 있는 경험도 생기지.

- **분위기를 살펴봐**

  다른 사람의 마음을 읽을 수야 없겠지만,
  그래도 네가 좋아하는 사람의 기분이 어떤지
  잘 살펴보렴. 둘이 함께 즐거운 시간을
  보냈니? 그 사람이 너에게 연락하거나 관심을 보이니?
  분위기가 좋다면 상대도 네게 호감이 있다는
  의미일 수 있어.

196

- **네 마음을 전해**

  무섭고 어렵게 느껴지겠지만 아주 간단한
  일이기도 해. 그 사람에게 좋아한다고 말하렴.
  그 사람 생각은 어떤지, 너랑 친해지고 싶은지
  물어봐. 물론 문자나 채팅을 통해 마음을 전할 수도 있어.

  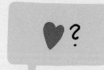

- **자부심을 가져!**

  설사 거절당하더라도 당황할 필요는 없어.
  누군가를 좋아해 본 사람이라면 솔직히
  마음을 전하는 게 얼마나 용감한 행동인지 잘
  알고 있을 테니까. 게다가 누구나 좋아한다는 말을 들으면
  기분 좋게 마련이니까, 네가 점잖게 행동한다면 그 사람도
  십중팔구 정중하게 대답해 줄 거야.

- **연애는 두 사람이 하는 거야**

  서로를 사랑하려면 두 마음이 하나가 되어야
  해. 상대가 내키지 않아 한다면 반드시 그
  사람의 감정을 존중해 주렴. 압박을 가하고
  보채는 것으로 상대의 마음을 얻을 순 없어.

성적 지향이 뭐예요?

사람들은 대체로 일정한 패턴에 따라 사랑에 빠지곤 해. 이를 흔히 성적 지향이라고 하지. 한 사람이 어떤 성별의 상대에게 매력을 느끼고 사랑에 빠지는지를 가리키는 말이야.

동성만 사랑하는 사람을 게이(gay) 또는 동성애자(homosexual)라고 하지. homo는 '같다'라는 뜻이야. 여성 동성애자는 레즈비언(lesbian)이라고 부르기도 해. 이성만 사랑하는 사람은 이성애자(heterosexual)라고 하는데, hetero가 '다르다'라는 뜻이기 때문이야. 여성과 남성 모두를 사랑하는 사람은 양성애자(bisexual)라고 해. bi는 '둘' 또는 '둘 다'를 뜻하는 그리스어야. 이성애자가 아닌 모든 사람을 포괄하는 용어로 퀴어(queer)를 쓸 수도 있어.

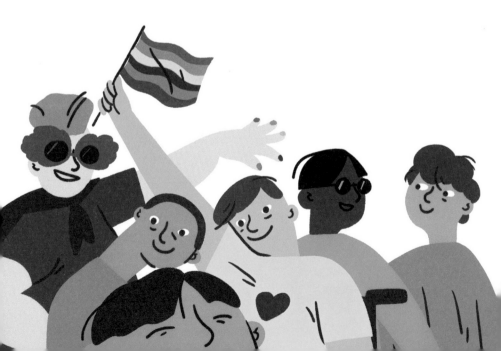

내 성적 지향을 어떻게 확인하나요?

어릴 때부터 자신의 성적 지향을 확실히 아는 사람도 있지만, 어른이 되어 이성애 섹스를 경험한 이후에 깨닫는 사람도 있단다. 자신의 성적 지향을 인정하고 다른 사람들에게 밝히기까지 오래 걸릴지도 몰라. 가족이나 종교단체에서 동성애는 나쁘다고 배우며 자라서 그럴 수도 있지. 네 성적 지향을 발견하는 과정은 길거나 짧을 수 있고 어렵거나 쉬울 수도 있어.

자신의 성적 지향을 확신하지 못하는 사람도 많아. 네가 끌리는 상대는 청소년기뿐만 아니라 어른이 되고 나서도 바뀔 수 있어. 버스에서 마주친 남자아이가 널 바라보는 눈빛이 마음에 든다면 넌 게이일 수 있겠지만, 그렇다고 반드시 게이가 되는 건 아니야. 게다가 살다 보면 성적 지향을 떠나서 다양한 신체와 성격에 이끌릴 수도 있어.

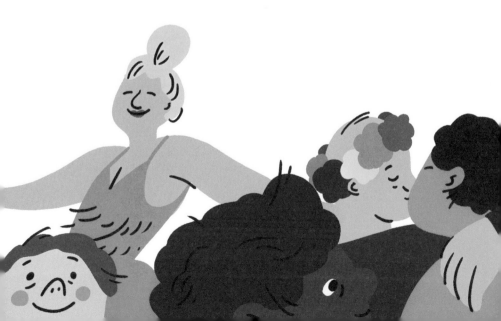

'커밍아웃' 또는 '벽장에서 나오는' 것은
자신의 성적 지향이나 성 정체성을
다른 사람들에게 밝히는 행위를 말해.
하지만 모든 사람이 시스젠더 이성애자일 거라는
선입견을 버린다면, 그 누구도 굳이
'벽장에서 나올' 필요가 없겠지.

말하기가 어려워요

커밍아웃은 힘든 일이야. 사람들의 반응에 상처를 입을 수도 있어. 이상적인 세상에서라면 주변 사람들 모두가 곧바로 너를 응원하겠지. 하지만 낯설고 예상치 못한 상황에 익숙해지는 데 시간이 필요한 사람도 있어. 그렇다고 해서 그 사람이 널 사랑하지 않는 건 아니야.

LGBTQIA+

L은 레즈비언을, G는 게이를 뜻해. B는 양성애자를, T는
트랜스젠더를 뜻하지. Q는 퀴어를, I는 간성(intersex)을,
A는 성적 끌림을 느끼지 않는 무성애자(asexual)를 뜻해.
이 문자들은 성 정체성과 성적 지향의 다양성을 나타내는
약어야. 젠더 스펙트럼에는 한계가 없음을 나타내기 위해 +를
덧붙이기도 해.

사랑은 사랑일 뿐이야

성적 지향을 서둘러 결정할 필요는 없어. 아직 확실한 정답이 없어도 돼. 단정을 내릴 이유를 찾지 못했을 수도 있지. 너만의 길을 찾는 게 무엇보다 중요해. 네 감정에 솔직해지고 다른 사람의 압박에는 신경 쓰지 마. 우리는 그저 네가 원하는 사람을 사랑할 수 있었으면 해.

투쟁은 계속될 거야!

어느 시대에나 다른 사람의 사랑을 통제하려는 움직임이 존재했어. 특히 게이, 레즈비언, 양성애자가 통제의 대상이 되었고 지금까지도 조롱과 배척과 괴롭힘을 겪지. 심지어 폭력에 시달리는 경우도 있어. 동성애는 노르웨이에서 1972년까지 불법이었고 여러 다른 나라에서는 지금도 마찬가지야. 실제로 사랑 때문에 감방에 갇히는 사람들이 있다니까.

세계의 주요 종교들도 대부분 동성애를 금지했지만, 다행히 이제는 서서히 변해 가고 있어. 우리는 네가 어떤 성적 지향을 가졌든 간에 정의를 위한 투쟁에 참여해 주었으면 해. 너의 참여로 모든 게 달라질 수도 있거든. 기억해. 사랑은 인간의 권리고, 모든 사랑에는 동등한 가치가 있다는 걸.

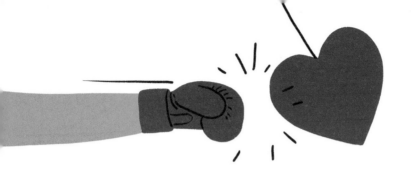

실연

　때론 좋아하는 사람에게 고백해도 거절당할 수 있어. 사귀던 사람에게 차일 때도 있지. 실연은 속상하고 마음 아픈 일이야. 기운이 빠지고 시무룩해지겠지. 평소에 즐기던 일들도 갑자기 재미가 없어져. 울거나 벌컥 화내는 사람도 있어. 이 모두가 지극히 자연스러운 반응이야.

　그만큼 실연은 강렬한 경험이야. 실연한 사람은 사랑하는 사람이 죽었을 때와 거의 비슷한 감정을 느낀다고 해. 거기에 지독한 부끄러움과 보잘 것없는 사람이 된 것 같은 두려움도 추가되지. 가장 소중한 감정을 잃어버렸을 뿐만 아니라 사랑하는 사람에게 거절당하고 외면당한 셈이니까.

　실연당한 사람은 흔히 자아에 타격을 받아. '난 뭐가 잘못된 걸까?' '아무도 날 원하지 않으면 어떡하지?' 같은 생각에 빠지지. 하지만 넌 있는 그대로 충분히 괜찮은 사람이야. 단지 그 사람과 맞지 않았을 뿐이야. 실연당했다고 해서 지금의 너와 다르게 변해야 하는 건 아니야.

　그 사람에 대한 사랑도, 지금 느끼는 슬픔도 느리지만 확실하게 사라질 거야. 몇 주나 몇 달이 걸릴 수도 있겠지만, 언젠가는 끝난단다. 지금은 불가능한 일처럼 느껴진다 해도 말이야. 세상은 점차 원래대로 돌아가고, 너도 다시 웃을 수 있게 될 거야. 그리고 언젠가는 또다시 사랑에 빠지겠지.

불합리한 반응

거절당하거나 차인 게 부끄러운 나머지 분노하고 복수심을 느끼는 사람도 있어. 만약 너도 그렇다면 모든 감정을 곧이곧대로 받아들여서는 안 된다는 걸 명심해. 격렬한 감정에 휩쓸리면 잔인하거나 어리석은 짓을 저지를 수도 있어. 아무리 분해도 네게 상처를 준 사람에게 분풀이해선 안 돼. 널 사랑하지 못한 건 그 사람 잘못이 아니야.

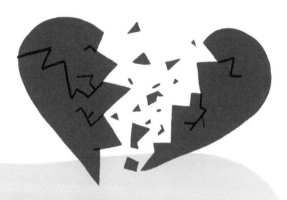

상사병

매우 드물긴 하지만 실제로 상사병에 걸려 죽는 사람도 있어.
'실연 증후군'이라는 심장 질환 때문이지.

심장 일부분이 갑자기 팽창해서 축 늘어지는 바람에 심실
근육이 피를 몸 구석구석에 제대로 보내지 못하는 거야.
슬픔으로 심장이 쇠약해진 거지. 다행히 실연 증후군을 앓는
환자들 대부분은 어느 정도 시간이 지나면 완전히 회복된대.
사랑에 빠진다는 게 얼마나 강렬한 경험인지 알겠지?

실연을 극복하는 방법

- 너 자신에게 상냥해져. 네가 잘못해서 그런 게 아니야.

- 충분히 슬퍼할 시간을 가져. 인생의 다음 단계로 넘어가려면 어느 정도 시간이 필요해.

- 믿을 수 있는 사람과 대화를 나눠 봐. 부정적인 생각이나 감정이 옅어질 거야.

- 네 기억과 감정을 말로 표현하고 그 사람과 함께한 시간을 돌이켜 봐. 좋은 일도 있었고 나쁜 일도 있었겠지. 그 내용을 기록해 보면 마음을 차분히 정리하는 데 도움이 될 거야.

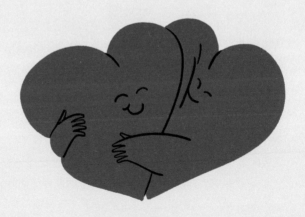

- 친구를 만나서 어울리도록 해. 네가 주변 사람을 아끼고 사랑하는 좋은 사람임을 실감할 수 있을 거야. 그러다 보면 자존감도 회복되겠지.

- 푹 쉬어. 실연은 진 빠지는 경험이야. 충분한 수면과 휴식을 취해야 해.

- 실연에도 치료가 필요해. 사랑에 빠지는 건 그 사람에게 중독되는 경험이지. 이제 중독에서 벗어날 때가 된 거야.

- 그 사람과 거리를 두렴. 그 사람이 자주 가는 장소를 피하고 마주칠 일을 최대한 줄이도록 해.

- 적어도 한동안은 소셜 미디어에서 그 사람을 언팔로우해.

- 네 방과 휴대전화에서 그 사람을 떠올리게 하는 것들을 버리거나 삭제해. 차마 그러진 못하겠다면 따로 상자나 폴더에 담아 둬.

- 몇 주가 지나도 슬픔이 가라앉지 않는다면 어른이나 전문가에게 도움을 요청해. 실연으로 우울증에 빠졌는데 도움을 받지 않아서 계속 악화하는 경우도 있으니까.

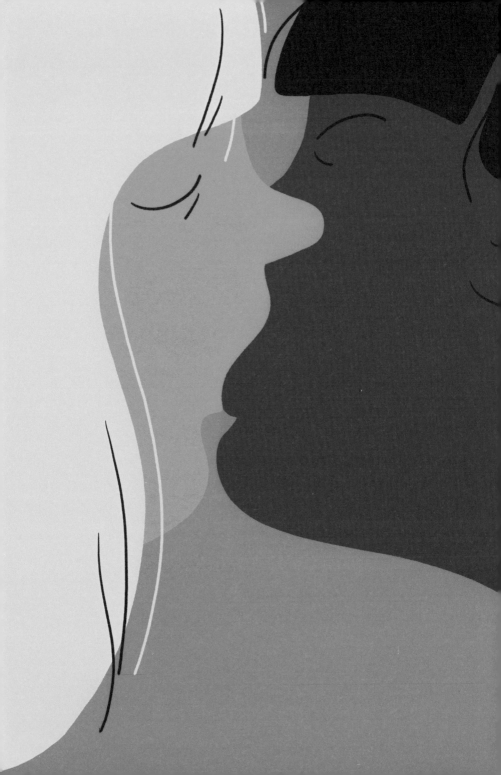

키스와 포옹, 그 밖의 모험들

누군가에게 반하거나 사랑에 빠지면 네 몸의 모든 감각이 한결 민감해져. 식탁 아래에서 무릎을 부딪치거나 나란히 걷다가 손가락이 가볍게 스치기만 해도 전기 충격이 온몸을 꿰뚫고 지나가는 것 같아. 그리고 곧 첫 키스를 하게 돼. 평생 잊지 못할 경험이지.

이제 친밀함의 사다리에서 첫 번째 단에 올라설 때가 된 거야.

키스가 뭐예요?

키스는 다른 사람과 입을 맞추는 행위야. 사랑과 우정을 표현하는 방법이지. 하지만 연애 상대와 키스하는 건 가족과 껴안고 키스하는 것과는 완전히 달라. 키스에는 여러 방식이 있어. 뺨에 뽀뽀할 수도 있고, 입술과 입술을 댈 수도 있고, 딥 키스를 할 수도 있지.

딥 키스

딥 키스는 프렌치 키스라고도 하는 고난도 기술이야. 먼저 보통의 키스처럼 서로 입술을 맞댄 다음에 입을 벌려. 그리고 입술이 맞닿은 채로 상대의 입안에 혀를 집어 넣어. 그러다 보면 서로 혀를 뒤섞게 되지. 아무래도 침이 많이 나올 수밖에 없지만 그만큼 내밀하고 즐거운 행위이기도 해.

> 키스는 어떤 식으로든 기분 좋은 일이야!

첫 키스

사랑하는 사람과 처음으로 키스한다고 생각해 봐. 네가 이미 수천 번 키스를 해 봤더라도 긴장될 거야. 전날 밤엔 이런저런 생각으로 잠도 오지 않겠지. 그 사람에게 키스해도 될지 어떻게 확신하지? 괜히 좋은 분위기를 망치면 어떡하지?

둘이 함께 춤추거나 우산을 나눠 쓸 때처럼 가까이 붙어 있는 상황이라면 더 자연스레 키스할 수 있어. 단둘만 있거나 살짝 어둑한 장소를 선택하는 게 좋겠지. 그러면 붉어진 뺨이나 떨리는 손도 눈에 띄지 않을 테니까.

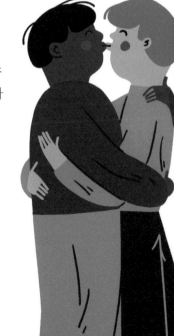

그런 다음에는 분위기를 잘 살피도록 해. 좀 더 가까이 다가가서 상대가 어떻게 반응하는지 살펴봐. 그 사람이 웃고 있니? 네 눈을 들여다보고 있니?

확신이 서지 않는다면 솔직하게 물어보는 게 좋아. "지금 너랑 키스하고 싶은데 괜찮아?"라고 묻는 건 무척 낭만적인 일이지. 네가 키스하고 싶은 사람도 특별해진 기분이 들 거야. 게다가 만약 네가 좋아하는 사람이 너와 키스하고 싶지 않다면 두 사람 모두에게 다행인 셈이지. 넌 키스하려던 상대가 고개를 돌리는 상황을 겪지 않아도 되고, 그 사람도 거절할 기회가 생긴 거니까.

연습이 중요해

키스해 본 사람들은 서로 이를 부딪치거나 상대가 혀를 너무 열심히 움직여서 불편했던 경험이 있을 거야. 키스할 때는 분위기만큼이나 숙련도도 중요하지. 키스를 잘하려면 가능한 한 많이 해 보는 수밖에 없어. 네 손이나 토마토에 입술을 대고 연습해 봐. 아니면 친구에게 동의를 구한 뒤 함께 연습할 수도 있겠지. 서로 평가나 조언을 주고받으면서 나아지게 도울 수 있을 거야.

설령 키스가 좀 서툴더라도 좋아하는 사람과 함께 한다면 즐거울 거야. 한 사람과 오랫동안 키스하며 지내다 보면, 어느새 두 사람만의 고유한 키스 방식이 생긴 걸 깨닫게 된단다. 둘이서만 공유하는 사랑의 언어 같은 거지.

첫 키스 제대로 하기

모든 일에는 처음이 있는 법이야. 떨리겠지만 용기를 내!
우리가 멋지게 키스하는 방법을 알려 줄게.

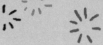

1. 이가 부딪치지 않게 해

평범한 키스로 시작해 봐. 키스할 때 문제가 생기는 건
십중팔구 성급하게 딥 키스를 시도하기 때문이야. 굶주린
사자처럼 입을 크게 벌리면 서로 이가 부딪치고 긁힐 수
있어. 끔찍한 재난까지는 아니지만 완벽한 키스라고 하긴
어렵지. 입을 벌리는 대신 입술을 삐죽 내밀어 봐. 그러면
키스의 중요한 첫 단계에서 치아가 가려질 테니까. 일단
키스를 시작하고 나서 조심스럽게 입을 여는 거야.

2. 세탁기처럼 혀를 돌리지 마

딥 키스를 하게 되어도 혀를 지나치게 밀어 넣거나 돌려선
안 돼! 남의 혀가 목구멍까지 쑥 들어오는 건 사람에
따라서는 무섭고 불편한 일이니까. 넌 다른 사람과
키스하고 있는 사람이지 세탁기가 아니라는 걸 잊지 마.
혀를 프로펠러처럼 돌려 대면 오히려 분위기를 망칠 거야.

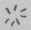

3. 상대의 신호에 따르기

키스할 때는 입으로 말하기 어렵더라도 의사소통이
불가능한 건 아니야. 상대가 너를 살짝 밀어냈니?
그렇다면 네가 너무 밀어붙인다거나 거칠다는 뜻일 수
있어. 더 부드럽게 키스하고 혀를 덜 움직여 봐. 상대가
너에게 더 열렬히 키스하기 시작했다면, 네 방식이
마음에 든다는 뜻이겠지. 중간중간 상대에게 이렇게 해도
괜찮을지 물어봐도 좋아.

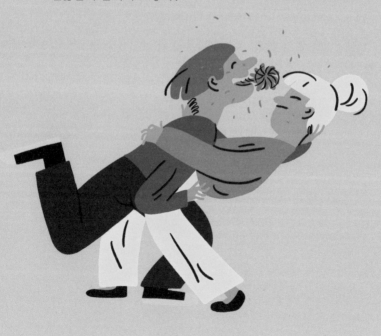

껴안고 탐색하기

친밀함의 사다리를 한 단 더 올라가면 서로 몸을 밀착하게 되지. 팔짱을 끼거나 팔베개를 하고 간지럽히거나 껴안기도 해. 그렇게 몸을 바싹 붙이고 있으면 시간이 느려지다 못해 멈춰 버리는 것 같아. 그 사람의 목덜미에 코를 묻고 킁킁거리고 싶을 수도 있어. 상대의 냄새를 맡으면 온몸에 소름이 돋을 거야.

모험을 떠나요

결국 두 사람은 서로의 몸을 구석구석 탐험하길 바라게 되지. 보통은 옷 위로 서로를 더듬다가 조심스럽게 옷 속으로 들어가게 돼. 상대가 만져 주었으면 하는 부위는 사람마다 달라. 어떤 사람은 머리를 쓰다듬거나 귓불에 키스하는 걸 좋아하지. 그런가 하면 팔을 간지럽히거나 발을 어루만지는 걸 좋아하는 사람도 있어.

껴안으면 사랑에 빠질 수도 있어

포옹이나 키스를 하면 몸속에서 '옥시토신'이라는 사랑의 호르몬이 나와. 옥시토신은 감정을 바꾸거나 확 타오르게 할 수 있어. 네가 누군가와 껴안고 키스하면 사랑 호르몬이 두 사람의 사이를 더욱 가깝게 해 줄 거야. 어쩌면 서로 사랑에 빠질 수도 있겠지. 설사 아직 사랑하는 사이가 아니라도 말이야.

누가 먼저 다가서든 상관없어

오래전부터 연애 관계에서 결정을 내리는 건 남자의 역할이라는
고정 관념이 있었지. 지금도 여전히 많은 남자아이가 먼저
다가가고 데이트를 신청하고 키스해야 한다는 압박감을 느껴.
연애를 주도하는 역할은 즐겁기만 한 게 아니라 부담스러울 수도
있어. 결국은 네 감정과 자존심을 내걸고 행동해야 하니까.
한편 여자아이들 중에는 드세 보이기 싫어서 적극적으로
나서지 않으려고 하는 경우도 있지. 어느 쪽에서든 먼저
다가갈 수 있어야 해. 그래야 수줍은 남자아이나 자신감 넘치는
여자아이에게도 기회가 생길 테니까.

키스나 애무는 누구와 해야 할까요?

누군가와 성적 행위를 할 때 가장 중요한 건 신뢰할 수 있고 기분 좋은
상대를 찾는 거야. 그 사람과 연애 관계가 될 수도 있지만, 반드시 그래야
하는 건 아니야. 친구와 성적 행위를 할 수도 있겠지. 서로 원하고 동의했
다면 그래도 괜찮아.

사회적 통제

넌 네 감정을 탐색하고 네 몸에 관해 마음대로 결정할 수 있는 가정과 문화권에서 자랐을 수도 있어. 하지만 그런 환경이 누구에게나 주어지는 건 아니야.

현실에서는 많은 청소년이 사회적 통제를 받고 있어. 친구가 되거나 연애할 상대를 가족이 통제하는 거지. 자신의 삶을 직접 결정할 수 있는 기본 권리를 침해받는 거야.

사회적 통제는 여성과 남성 모두에게 영향을 미쳐. 많은 문화권에서 여자는 결혼하기 전에 섹스하면 안 된다는 가치관을 중시해 왔지. 이런 가치관을 지키기 위해 남자아이보다 여자아이를 더 엄하게 통제하는 경우가 많아. 여성의 신체 결정권에 반대하는 문화는 흔히 동성애에도 반대해. 동성애자를 위협하고 해치고 살해하거나 소위 '전환 요법'으로 '치료'하려고 하는 경우도 있어.

우리 모두가 자신의 삶을 직접 결정할 수 있는 기본 인권을 누려야 하지만, 실제로는 그러기가 쉽지 않아. 가족과 주변 세계 사이에서 고민하는 게 불편하고 고통스러울 수도 있어. 위협이나 폭력에 따른 압박감을 견뎌 내지 못할 수도 있지. 자유롭게 원하는 삶을 살기 위해 가족 또는 자신이 속했던 사회와의 유대를 끊는 사람들도 있고, 두 세계를 이리저리 오가며 사는 사람들도 있어.

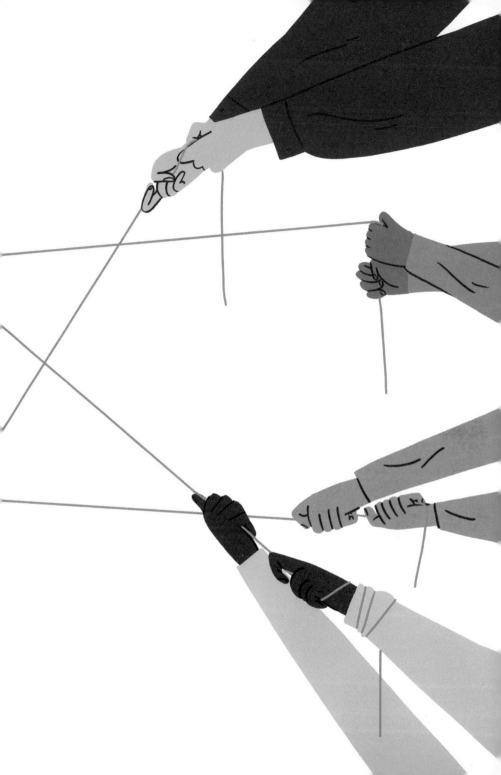

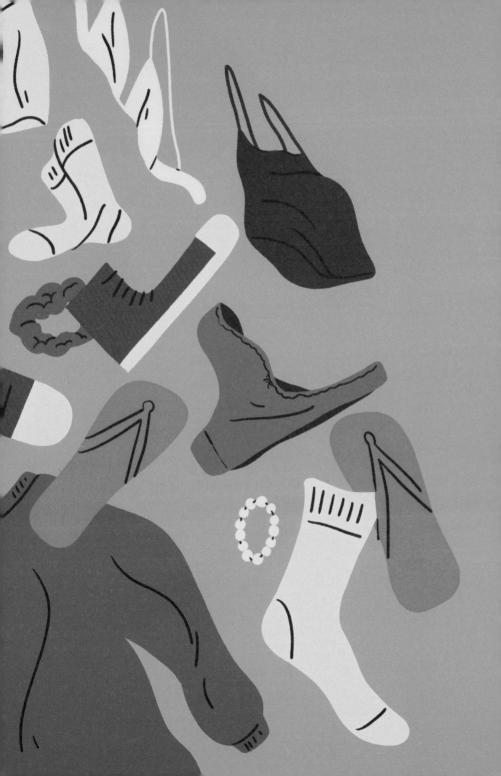

섹스

친밀함의 사다리 꼭대기에는 섹스가 있어. 성인이라면 대부분이 자주 또는 가끔 하는 행위지. 최상의 경우에 섹스는 사랑의 표현이자 환상적인 경험이 되기도 해. 그리고 다른 성적 행위와 마찬가지로 건강에도 이로운 편이란다.

너도 이미 섹스에 관해 종종 들어 봤을 거야. 남들이 '넣는다'라거나 '박는다'라거나 '빤다'라고 말하는 걸 듣고 무슨 뜻인지 궁금해한 적이 있니? 어쩌면 성인끼리 섹스하는 이야기를 읽었을 수도 있겠지. 아니면 포르노를 봤으니 성에 관해 많이 안다고 생각할지도 몰라.

섹스에 관해 궁금해 하는 건 당연한 일이야. 하지만 우리는 네가 확실히 준비됐다고 느낄 때까지 섹스를 미루었으면 해.

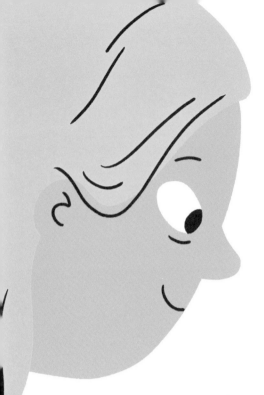

넌 준비가 됐니?

사람들은 대부분 여러 해 동안 성적 흥분을
느끼고 자위를 하고 자기 몸을 탐색한 뒤에야
다른 사람과 섹스할 준비가 되었다고 느껴.
성적 욕망을 느끼지만 몸이 흥분하거나
반응하지 않더라도 정상이야. 욕망
은 마음의 문제고 흥분은 몸의 문
제인데, 마음과 몸이 나란히 맞춰
지는 데는 시간이 걸릴 수 있거든.
그때까지 기다릴 가치가 있단다.

상대는 어떻니?

네가 확실히 준비되었다고 느낀다면 이제 상대도 같은 생각인지 확인해야 해. 쉬운 일은 아니지. 그 누구도 다른 사람의 마음을 읽을 수는 없으니까. 누구나 성적으로 흥분하면 눈치가 없어지기 쉽고, 술에 취한 상태라면 더더욱 그렇지. 그렇게 서로 오해하고 긴가민가한 상태에서는 타인의 경계선을 함부로 넘어설 위험이 있어. 그러니까 항상 "이렇게 해도 괜찮아?"라고 상대의 의사를 묻는 습관을 들여야 해.

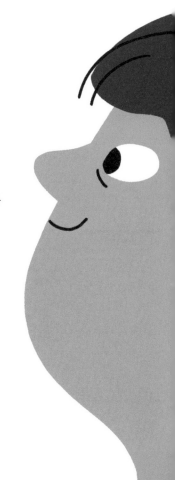

섹스가 뭐예요?

섹스가 성립되려면 다음 세 가지 중요한 기준을 충족해야 해.

1. 일단 두 사람이 필요해.
2. 손가락, 입, 성 기구나 자신의 성기로 상대방의 드러난 성기에 접촉해야 해. 성기 접촉이 없다면 섹스라고 할 수 없어. 옷을 입고 키스하거나 껴안거나 서로의 몸에 키스하는 건 섹스가 아니야.
3. 두 사람 모두가 동의해야 해. 두 사람 중 한 명이라도 원하지 않는다면, 그건 섹스가 아니라 '강간'이야.

그러니까 섹스는 두 사람이 합의하에 서로의 드러난 성기에 이런저런 접촉을 하면서 즐거운 시간을 보내는 행위인 거지.

보통 몇 살에 섹스를 시작하나요?

남자아이 5명 중 4명은 16세 이후에 첫 섹스를 한대. 노르웨이에서는 청소년의 거의 절반이 18세가 될 때까지 기다리고, 100명 중 3명만이 14세 이전에 섹스한다고 해. 너만 빼고 세상 모든 사람이 섹스하는 것처럼 느껴진다면, 이 통계 수치를 기억하렴.

삽입 섹스란 다양한 방식의 섹스 중 하나로, 한 사람이 자신의 성기를 다른 사람의 질이나 항문에 삽입하는 거야.

동의 연령은 16세

노르웨이에서 섹스할 수 있는 법적 최소 연령은 16세야.
16세 미만 청소년이 사귀는 사람과 자발적 의지로
섹스했다고 해도 불법이지. 이 법은 16세 이전에 섹스하고
싶어 하는 청소년을 '단속'하려는 것이 아니라, 16세 미만
청소년을 성인이나 다른 청소년 가해자에게서 '보호'하기
위한 거야.

네가 16세 미만 청소년과 섹스했고 그보다 몇 살 위거나
성 경험이 많다면 형사 유죄 판결을 받을 수 있어.
나이와 경험은 은연중에 상대가 거절하기 어렵게 만드는
권력이 될 수 있거든. 네가 연상이라는 건 상대의 감정을
악용해선 안 될 책임이 있다는 의미야. 반대로 네가 16세
미만 청소년이고 연상의 상대와 섹스했다면, 자발적
의지였더라도 상대가 유죄 판결을 받을 수 있어.

두 사람이 비슷한 나이에 성 경험도 비슷하다면, 불법이긴
해도 기소되는 경우는 드물어. 하지만 유죄 판결을 받지
않았다고 해서 무조건 섹스해도 된다는 의미는 아니야.

첫 섹스

처음으로 섹스를 하는 건 특별한 경험이지. 서로가 원하고 준비되어 있다고 느끼기만 한다면, 무엇이 옳은지 그른지는 정해져 있지 않아. 첫 섹스를 어떤 식으로 할지는 너와 상대가 무엇을 원하는지에 따라 달라지겠지. 처음부터 성기를 삽입할 수도 있지만, 손가락으로 성기를 만지는 정도로 그칠 수도 있어.

네가 남자와 섹스할 거라면 이미 남성의 몸이 어떻게 작동하는지 안다는 장점이 있어. 물론 남자라고 전부 똑같지는 않지만 말이야. 하지만 네가 여자와 섹스한다면 많은 것이 새로울 거야.

누구와 섹스하든 기대치를 낮추는 게 좋아. 첫 경험이 완벽한 경우는 드물고, 대체로 어설프거나 애매하게 마련이거든. 그래도 두 사람 모두에게 즐겁고 안전한 경험이 되도록 여러모로 노력할 수는 있지. 무엇보다도 섹

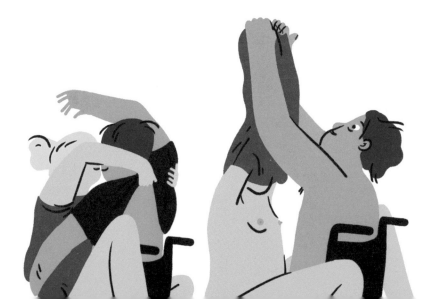

스 이전과 도중에 서로 대화를 나눠야 해. 멋진 섹스를 하려면 기술보다 협력이 더 중요하거든. 혹시 생각한 만큼 잘 풀리지 않았다 해도, 조만간 또 다른 기회가 있을 거야.

> 첫 섹스를 흔히 '동정을 잃었다'라고 표현하지만, 사실 넌 아무것도 잃지 않았어.

과장하지 말고 솔직하게

많은 청소년이 자신의 성적 경험과 능력을 친구들 앞에서 자랑하고 과장하지. 하지만 섹스 상대가 많다고 해서 더 잘난 사람이 되는 건 아니야. 물론 섹스를 잘한다는 증거가 되는 것도 아니지.

네가 느낀 감정이나 경험, 의문점을 친한 친구와 솔직하게 나누면 많은 걸 배울 수 있어. 네 경험에 관해 친구에게 허풍을 떠는 건 피하렴. 그래야 모두가 자기에게 맞는 속도로 찬찬히 경험을 쌓아 갈 수 있을 테니까.

네가 누군가와 섹스를 했다면 그 사람은 네게 최상의 신뢰를 표현한 거야. 섹스 이후에도 상냥하게 대해야 그 사람이 너와 다시 섹스하고 싶을 가능성이 커지겠지.

섹스 방식은 다양해

- **핑거링**: 서로의 성기를 손으로 만지는 행위를 '핑거링(fingering)' 또는 '대리 자위'라고 해. 핑거링은 여성의 외음부를 만지는 것을 말하고, 대리 자위는 음경을 잡고 자극하는 것을 말하지. 여자들은 보통 외음부에서 가장 민감한 부분인 음핵 머리와 그 주변을 부드럽게 만지는 것을 좋아하지만, 질에 손가락을 넣는 걸 선호하는 사람도 있어.

- **오럴 섹스**: 입으로 하는 섹스를 '오럴 섹스(구강 삽입 섹스)'라고 해. 입술과 혀로 상대의 성기를 핥고 빨면서 자극하는 거야. 상대 입장에서 음경을 목구멍 깊숙이 집어넣는 건 불편한 일이니 서두르지 말고 천천히 진행해야 해. 그리고 정액이 입안에 들어가는 것을 좋아하지 않는 사람도 많으니, 상대의 입에 사정하고 싶다면 먼저 허락을 받도록 해.

- **질 삽입 섹스**: 음경을 질에 넣고 들어갔다 나왔다 하도록 움직이는 행위를 '질 삽입 섹스'라고 해. 여성이 임신할 수 있는 유일한 방식이지. 둘 중 한 사람 이상이 오르가슴에 도달하거나 그만하고 싶어지면 섹스가 끝나는 거야.

- **애널 섹스**: 항문과 관련된 섹스를 '애널 섹스(항문 삽입 섹스)'라고 해. 여러 가지 방식이 있는데, 항문을 만지거나 항문에 손가락을 넣거나 질 삽입 섹스처럼 음경을 넣을 수도 있지. 애널 섹스는 천천히 조심스럽게 하지 않으면 상처를 입기 쉬워. 항문이 찢어지지 않도록 윤활제를 꼭 써야 해. 항문이 질보다 더 꽉 조인다는 말도 있지만, 꼭 그렇진 않아. 항문을 둘러싼 강한 근육은 사용할수록 이완되어 직장이 헐겁고 깊어지거든.

피임

피임은 관계를 맺는 두 사람이 함께 지켜야 할 공동의 책임이야. 그러니 섹스할 때마다 반드시 챙겨야 하겠지?

호르몬 피임제는 여성이 사용하는 피임 수단이야. 병원이나 보건소에서 처방받을 수 있고 다양한 종류가 있어. 경구 피임약은 매일 복용해야 효과가 생겨. 가장 효과적인 호르몬 피임제는 자궁에 삽입하는 IUD(자궁 내 피임 장치)와 팔에 삽입하는 임플란트야.

콘돔은 사정한 정액을 받아 내서 질 삽입 섹스로 임신하는 것을 막아 줘. 또 오럴 섹스와 애널 섹스를 포함한 모든 섹스 방식을 통해 감염될 수 있는 질환도 막아 주지. 새로운 상대와 콘돔 없이 섹스했다면 2주 뒤에 병원이나 보건소에서 성 매개 감염 검사를 받으렴. 콘돔은 보건소나 학교 보건실에서 무료로 받을 수 있어(한국에서 무료로 콘돔을 구할 수 있는 곳에 관한 정보는 263쪽에 실려 있다).

콘돔 사용법

발기한 음경이나 바나나로 콘돔 씌우는 법을 연습해 두면 좋아. 그러면 첫 섹스를 할 때 손이 떨려서 애먹을 일도 없겠지.

1. **유효 기간을 꼭 확인해.** 오래된 콘돔은 더 쉽게 찢어질 수 있어.

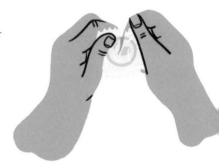

2. **포장지 끄트머리나 모서리를 뜯어.** 가위나 날카로운 물건을 쓰면 안 돼. 콘돔이 손상될 수 있어.

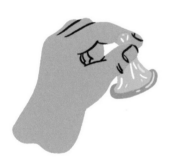

3. **어느 쪽이 바깥인지 잘 살펴봐.** 콘돔은 바깥쪽으로 살짝 뒤집힌 모자처럼 보여야 해. 안팎이 바뀌었다면 뒤집어서 다시 쓰지 말고 버려야 해. 이미 세균이나 정액이 묻었을 수도 있으니까.

4. **콘돔 끝부분을 잡고 공기를 빼.** 콘돔이 찢어지는 것을 방지하기 위해서야. 음경 끝에 최소 1센티미터 정도 공간이 남아 있게 해.

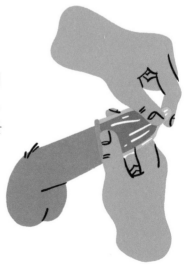

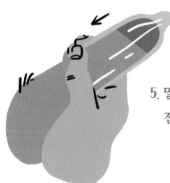

5. 말려 있는 콘돔을 풀어서 음경
전체를 덮어. 준비 완료!

6. 음경을 질에서 뺄 때 콘돔을 단단히
잡아야 해. 안 그러면 콘돔이 벗겨
져서 정액이 흘러나올 수 있어.

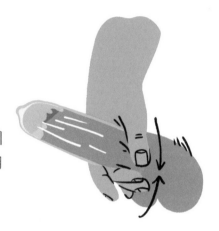

7. 섹스가 끝나면 콘돔을 묶어서 쓰레기통에
버려. 변기에 버리면 막힐 수 있어.

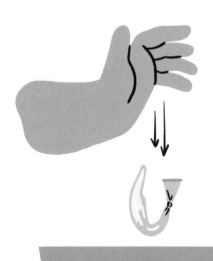

성생활에 관한 고민

- **항상 욕구를 느끼는 사람은 없어**

  남자라면 항상 욕구를 느끼고 뭐든 시도해 보려 한다고 생각하는 사람들이 많지만, 사실은 전혀 그렇지 않아. 누구나 성적 욕망은 상황에 따라 달라지는 거야. 너의 감정과 경계선을 존중하는 게 중요해. 섹스를 하고 싶은 마음이 안 들더라도 전혀 이상할 건 없어. 당연히 남자도 그럴 수 있거든.

- **발기 부전**

  남자라면 나이를 떠나 대부분 발기를 유지할 수 없었던 경험이 있어. 당황스럽거나 짜증 났겠지. 그렇다고 해서 성기에 문제가 있다는 의미는 아니야. 누구든 긴장하거나 불안하면 발기 부전을 겪을 수 있거든. 믿고 안심할 수 있는 상대와 함께하면 도움이 될 거야. 하지만 기분 좋고 욕구가 넘치는 상황에서도 발기 부전이 일어날 수 있어. 몸이란 게 원래 그렇잖아. 어쩔 수 없지. 나중에 다시 시도해 볼 수밖에.

- **조루**

  삽입 섹스는 보통 몇 분이면 끝나. 남자가 엄청나게 흥분한 상태에서는 몇 초 만에, 혹은 성기를 넣기도 전에 사정을 할 수도 있지. 섹스 경험이 적을수록 긴장해서 빠르게 사정을 하는 경향이 있어. 조루가 고민되거나 섹스할 때마다 발생한다면 이런 방법을 써 봐. 더 두꺼운 콘돔을 쓰거나, 섹스 중에 전혀 다른 생각을 하거나, 자위하다가 사정 직전에 잠시 멈추는 연습을 하는 거야.

• 지루

오르가슴을 느끼려면 몸속에서 일어나는 감각에 온전히 집중해야 해. 생각이 많거나 기분이 나쁜 상태에서는 그러기가 어려울 수 있어. 특히 술을 마시고 나면 감각이 둔해져서 사정이 잘 안 되는 경우도 있지. 섹스 상대가 바뀌거나 장소가 평소와 다를 때도 사정이 잘 안 된다고 해. 한동안 만난 안정적인 상대와 관계를 맺을 때만 오르가슴을 느낀다는 남자들도 있어.

성생활에 관한 오해

사람들은 대부분 당혹스럽거나 난감한 성 문제를 입 밖에 내길 꺼리지. 그러다 보니 다른 사람의 성생활을 오해하는 경우가 많아. 의사인 우리도 병원에서 진료하다 보면, 정상적인 성생활을 하는데도 자기한테 문제가 있다고 생각해서 부끄러워하는 사람들을 종종 만나곤 해.

너는 그런 일을 겪지 않았으면 좋겠어. 섹스를 시작하기 전에 여성과 남성 모두의 실제 성생활을 제대로 이해한다면, 오해를 피할 수 있을 거야.

내 성기는 충분히 큰가요?

자신의 성기 길이를 걱정하는 남자들이 많아. 섹스할 때 성기가 짧아도 제구실을 할 수 있는지 말이야. 대체로 그렇다고 대답할 수 있어.

네가 여성과 삽입 섹스를 할 예정이라면 이 말을 듣고 안심하겠지. 여성의 질은 깊이가 7~10센티미터이고 발기한 음경의 평균 길이는 13센티미터야. 다시 말해 평균 길이의 음경이면 질을 채우고도 남아. 게다가 질에서 가장 민감한 부분은 입구이기 때문에 성기가 질보다 작아도 여성을 기분 좋게 할 수 있어. 한편 질은 팽창할 수 있으니 음경이 13센티미터보다 길어도 문제 되지 않아.

네가 남성과 섹스를 할 예정이라면 성기보다도 주로 손과 입으로 상대를 자극하게 될 거야. 애널 섹스를 할 때도 가장 민감한 부분은 항문이고 직장 안쪽으로 들어갈수록 민감도는 떨어져.

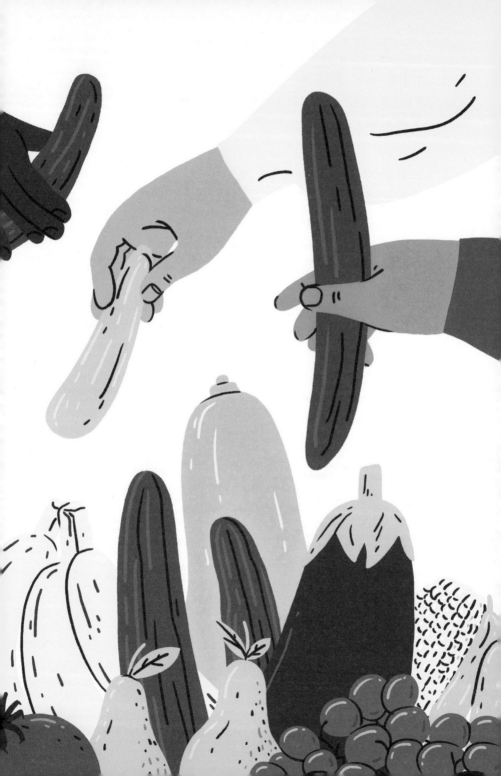

여성에 관한 조언

- ## 질은 강력해

  여성의 질은 강한 근육으로 둘러싸인 관이야. 편안한 상태에서 성적 흥분을 느끼면 질이 팽창하지. 보통 묽은 액체도 흘러나오는데, 삽입 섹스 중에 마찰을 줄이려 몸이 내보내는 윤활제야. 불안하거나 두려운 상태에서는 근육이 긴장하기 때문에 질이 조여져서 손가락이나 음경을 넣기 어려울 거야. 질이 빡빡하고 건조하다면 몸이 준비되지 않았다는 신호야. 하지만 충분히 준비되었다고 느끼는데도 질이 젖지 않는 여성도 있지. 그때는 침이나 윤활제를 사용하면 돼. 안 그러면 삽입 섹스가 고통스러울 수 있고 여성이 쓰라려하거나 질에서 피가 날 수도 있어.

- ## 주인공은 음핵 머리야

  여성의 삽입 섹스 기관은 질이지만, 여성들이 주로 성적 쾌락을 얻는 곳은 다른 부위야. 바로 음핵이지. 음핵에서 가장 민감한 부분은 외음부 상단에 보이는 음핵 머리인데, 질 밖으로 몇 센티미터 나와 있어서 삽입 섹스로는 거의 자극을 받지 않아. 여성에게 음핵이 빠진 섹스는 남성에게 음경이 빠진 섹스나 마찬가지야. 여성들 대부분은 음핵에 직접 자극을 줘야 오르가슴을 느낄 수 있거든. 그래서 많은 여성이 흔히 '전희'라고 하는 핑거링과 오럴 섹스를 즐기지.

- ## 오르가슴을 느끼려면 인내가 필요해

  여성은 남성보다 섹스로 오르가슴을 느끼는 경우가 드물어. 삽입 섹스로 오르가슴을 느끼는 여성은 4명 중 1명도 못 된다고 해. 상대와 어떤 행위를 하든 거의 또는 전혀 오르가슴을 느끼지 못하는 여성도 많아. 그 이유 중 하나는 여성이 남성만큼 자위를 하지 않아서 자기 몸이 어떻게 작동하는지 잘 모르기 때문이야. 또 다른 이유는 많은 이성애 커플이 질 삽입 섹스에 치중하고 음핵 애무에는 거의 시간을 들이지 않기 때문이지.

'처녀막'이란 건 없어!

질의 가장 바깥쪽에는 소위 '처녀막'이라고들 하는 점막 주름이 있어. 사람들은 여자가 첫 섹스를 하면 질 주름이 사라진다고 믿었지. 하지만 그렇지 않아. 질 주름은 유연하고 대부분 잘 늘어나서 삽입 섹스를 해도 손상되지 않거든. 질 주름이 빡빡해서 첫 섹스를 할 때 찢어지는 경우에는 통증과 출혈이 발생할 수 있어. 하지만 질 주름은 사라지지 않고 찢어진 곳도 저절로 나아. '처녀막'이라는 말 자체가 틀린 셈이지.

무엇보다 여자는 '순결'할 필요도, 그걸 증명할 의무도 없어. 자신의 몸과 성생활을 결정할 권리가 있을 뿐이지. '처녀막'이라는 케케묵고 위험한 미신을 깨부수고, 모두가 자유롭고 안전하게 성생활을 즐겼으면 해.

두 사람이 함께 즐거우려면

- **너의 경계선은 어디쯤이고 기대하는 것은 무엇인지 잘 생각해 봐.** 넌 뭘 해 보고 싶니? 키스나 포옹, 또는 섹스를 하고 싶니? 그 경험이 어떨 거라고 기대하니?

- **게임의 규칙을 배워야 해.** 어떤 규칙을 따라야 하는지 미리 알아 두렴. 그러면 나중에 감정이나 압박감이 격렬해지더라도 자제하는 데 도움 이 될 거야.

- **착한 남자가 되렴.** 누구나 주변의 친절하고 세심한 사람에게 매력을 느끼게 마련이야. 상대에게 물리적으로 다가가기 전에 먼저 말을 걸 고 가벼운 농담도 건네 봐. 그러면 서로 더 편해질 거야.

- **자제할 수 있는 용기가 필요해.** 관심을 보이되 밀어붙이지는 마. 상대 의 공간을 존중하면서 서서히 감정과 흥분을 쌓아 가렴.

- **한 번에 한 단계씩 나아가.** 분위기가 좋다면 딥 키스를 하고 옷 위로 애 무도 해 봐. 천천히 진행해야 더 짜릿하고 상대와 잘될 확률도 높아 져. 아니면 다음 단계는 또 다른 상대와 시도할 수도 있겠지.

- **상대에게 물어봐!** 여기까지 왔다면 네가 무엇을 원하는지 말해도 괜 찮을 거야. 상대가 무엇을 원하는지 정중하게 물어보는 건 섹시하고 낭만인인 행동이야.

- **너 자신에게 솔직해져.** 때로는 속도가 너무 빠르다고 느낄 수도 있어. 뭔가를 원한다고 생각했지만 결국 그럴 준비가 되지 않았다고 깨달을 수도 있지. 그런 상황에서는 "좀 더 천천히 가면 어떨까?"라든지 "그냥 이대로 안고 있을까?"라고 이야기하면 돼. 너 자신의 경계선을 발견한 거야. 늘 네 마음의 소리에 귀 기울여 보렴.

아니면 모든 것이 잘 맞아떨어져서 두 사람이 서로 같은 것을 원할 수도 있지. 그땐 둘이서 즐거운 시간을 보내면 돼.

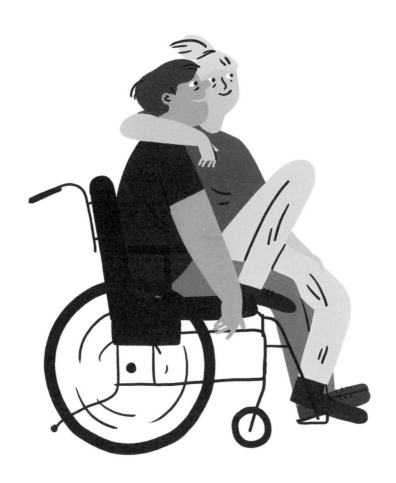

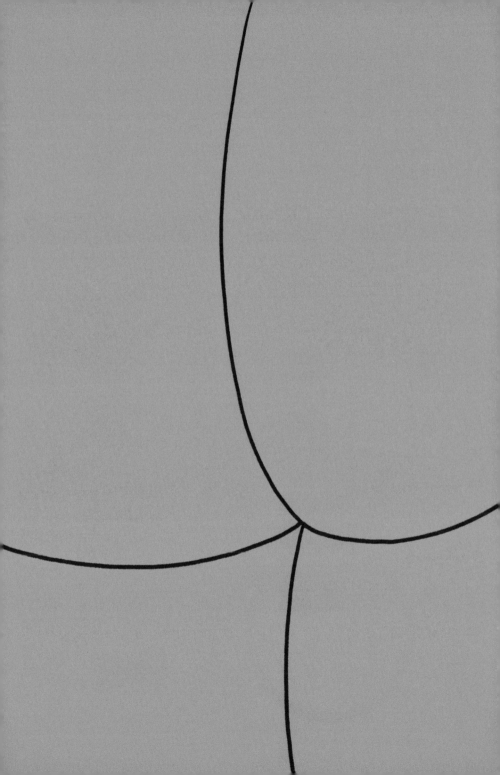

포르노

포르노란 알몸과 섹스를 찍은 사진이나 동영상을 말해. 보는 사람에게 성적 흥분을 느끼게 하는 게 포르노의 핵심이지. 많은 사람이 포르노를 흥미롭게 여기고 재미있어해. 또 자위할 때 그냥 머릿속으로 상상하기보다 포르노를 보는 걸 선호하지. 그렇다 해도 포르노를 처음 접할 땐 불쾌할 수 있어. 노르웨이에서는 평균적으로 중학교 3학년 남학생의 절반이 포르노를 본 적이 있고, 그중 상당수는 10세 이전에 포르노를 접했다고 해.

포르노로 성교육을 받는다고?

우리가 만나는 청소년들은 흔히 포르노로 성에 관해 배운다고 말해. 하지만 문제는 포르노가 평범한 섹스를 거의 보여 주지 않는다는 거야. 포르노를 보다 보면 성적으로 흥분한 사람이 어떻게 행동하는지, 몸이 어떻게 작동하는지, 보통 사람들이 침대에서 무엇을 하는지 잘못 이해할 수 있어.

포르노와 현실의 차이

- 다양하지 않은 몸: 포르노 속의 남자들은 대부분 성기가 엄청나게 크지. 여자들은 늘씬하고 온몸의 털을 제거한 경우가 많아. 실제로는 어떤 몸이든 충분히 섹스를 즐길 수 있는데 말이야.

- 영화적 마술: 포르노에서는 중간 생략과 편집을 통해 몸과 섹스를 훨씬 그럴싸해 보이게 해. 중간중간 쉬면서 며칠씩 촬영한 영상을 기나긴 한 번의 섹스로 짜깁기하는 거야.

- 가짜 발기: 포르노 배우들은 실제로는 성적으로 흥분한 상태가 아니야. 약을 써서 오래 발기하지만, 머릿속으로는 지겹다고 생각하지.

- 논스톱 오르가슴: 포르노 속 여자들은 거의 항상 오르가슴을 느끼지. 여러 번 연속으로 느끼기도 해. 하지만 그건 연기일 뿐이야. 실제로는 대부분 충분한 성 경험과 세심한 상대가 있어야 오르가슴을 느낄 수 있어.

- 과장된 신음: 포르노 배우들은 항상 크고 섹시한 신음 소리를 내. 하지만 실제로 섹스하면 보통 침묵이 흐르거나 우스꽝스럽게 끙끙거리는 소리가 나. 사람마다 섹스 중에 내는 소리도 천차만별이거든.

- 복잡한 체위: 포르노에서는 섹스를 짜릿하게 연출하기 위해 곡예 같은 체위(몸의 자세)를 보여주지. 하지만 실제 섹스는 나양한 체위 없이도 즐거울 수 있어. 오히려 단순한 체위가 만족감을 주기도 해.

- 고난도 섹스: 충분한 준비와 경험이 없으면 아프고 고통스러운 섹스를 하게 될 수도 있어. 하지만 포르노는 이런 면은 보여주지 않아. 포르노 속의 애널 섹스는 곧바로 성기를 항문에 밀어 넣으면 되는 것처럼 보이지. 하지만 실제 애널 섹스는 천천히 진행해야 해. 처음에는 손가락을 넣어 긴장된 근육을 풀어 줘야 하지.

- 거친 섹스: 많은 포르노에 거칠고 폭력적인 섹스나 여러 사람이 뒤엉켜 섹스하는 장면이 등장해. 하지만 현실에서 거친 섹스를 하려면 반드시 사전에 철저하게 상의하고 규칙을 명확히 정해 놓아야 해.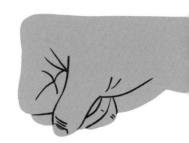

- 경계선의 부재: 포르노 배우나 포르노 사진과 동영상을 직접 찍어 판매하는 사람은 성행위를 즐기는 척하며 돈을 버는 거야. 환상을 파는 셈이지. 포르노에서는 상대에게 사전 동의를 구하는 모습을 보기 어렵고, 단호하게 거부하는 대사도 나오지 않아. 하지만 현실에서는 서로의 경계선을 제대로 밝히고 존중해야 해.

- 사랑이나 친밀감의 부재: 포르노에는 키스나 애무, 웃음이나 베갯머리 수다 같은 장면이 거의 나오지 않아. 섹스의 가장 중요하고도 좋은 부분이 빠져 있는 셈이지.

포르노를 보면 어떤 영향을 받나요?

포르노를 가끔 보는 건 괜찮아. 부끄러워할 필요는 없어. 하지만 어느 정도 자제하는 편이 여러모로 좋겠지. 포르노를 오래 보다 보면 둔감해져서 점점 더 거친 동영상을 보지 않으면 성적으로 흥분할 수 없게 되거든. 포르노를 많이 보는 남성은 성생활에 만족도가 낮고 다른 사람들보다 더 자주 성적 문제를 겪어. 발기에 지장이 생기거나 오르가슴에 도달하기 어려울 수도 있지. 안타까운 일이야. 당연히 그들도 실제 사람들과 섹스하는 걸 더 좋아할 테니까.

포르노 휴가를 가져 봐

포르노가 없으면 성적 흥분이 불가능한 상태에 빠지지 않도록 포르노 없이 자위하는 연습을 해 봐. 휴일에는 보지 않거나 반대로 주말에만 보는 건 어때? 너를 흥분시키는 것들에 대한 환상만 가지고 자위하는 날을 정해 보렴. 네 상상력은 언제나 네 마음대로 사용할 수 있어. 그러니 최대한 활용해 봐!

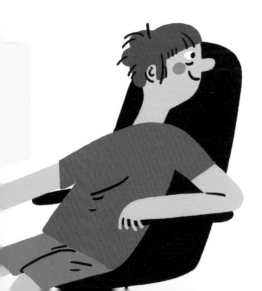

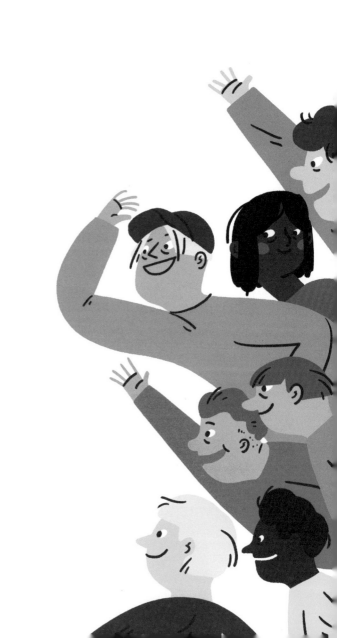

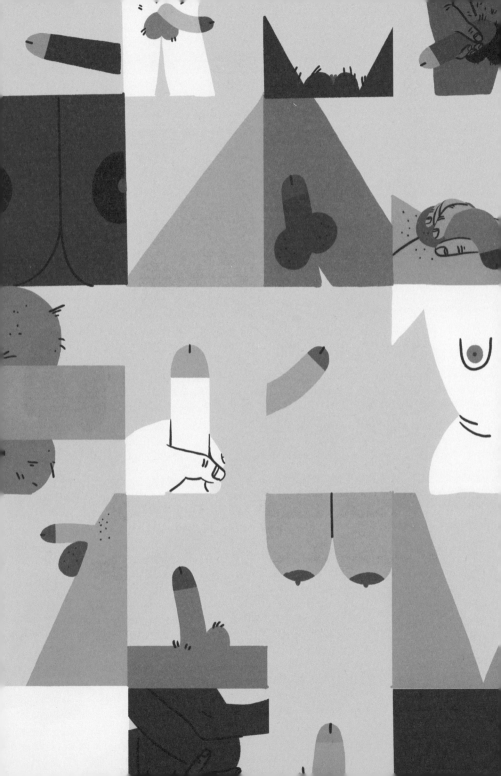

누드 사진

누가 네게 네 알몸이나 특정한 신체 부위의 사진을 보내 달라고 한 적이 있니? 그 사람이 네게 관심을 보였다는 게 기쁠 수도 있고, 너의 은밀한 부위를 보이기 불편하다고 느낄 수도 있지. 13~16세의 청소년 중 거의 절반이 신체를 드러낸 사진을 보내 달라고 요구받은 적이 있대. 호감을 느끼는 상대, 연애 상대, 또는 인터넷에서 만난 낯선 사람에게 말이야.

대다수는 실제로 옷을 벗고 찍은 사진을 보내지 않지만, 그렇게 하는 아이들도 있어. 15세 청소년 10명 중 1명은 알몸 사진을 보냈다고 해. 자기 몸매가 자랑스러워서 보내기도 하지만, 오히려 자신감이 없어서 그렇게라도 칭찬을 듣고 싶은 마음에 보내는 경우도 있어. 사진을 보내고 싶지 않지만 그래야만 할 것 같은 압박감을 느끼는 경우도 있지. 사진을 보내고 그 대가로 돈이나 선물을 받는 경우도 있어.

> 누드 사진이란 옷을 거의 안 입거나 전혀 입지 않고 찍은 엉덩이, 성기, 가슴 사진이야.

243

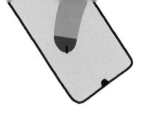
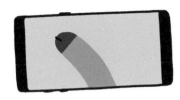
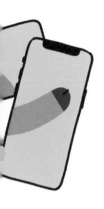

불법 사진 유포

　사람들은 대체로 좋아하고 신뢰하는 상대에게 자신의 몸이 드러난 사진을 보내. 상대가 사진을 다른 사람들과 공유할 수도 있다는 생각은 잘 못하지. 문제는 그런 일이 실제로 생긴다는 거야. 친구들에게 자랑하려고 멋대로 사진을 보내기도 하지만, 나중에 차이고서 보복하려고 사진을 유포하기도 해. 이런 경우를 흔히 '리벤지 포르노'라고 하지만 사실 이 용어는 적합하지 않아. 이건 포르노가 아니라 엄연히 '성폭력'이니까. 경우에 따라서는 다른 사람에게 휴대전화를 빌려주었거나 클라우드 또는 컴퓨터가 해킹되어 사진이 유포되기도 해.

　자기 사진이 소셜 미디어를 통해 걷잡을 수 없이 퍼져 나가서 같은 학교나 동네 사람들에게 노출되는 사례도 있어. 심지어 해외 인터넷 게시판이나 포르노 사이트에 올라올 수도 있지. 끔찍한 경험일 거야.

　이런 일을 당한 사람들 대부분은 수치스러워할 뿐만 아니라 그 사진이 영원히 사라지지 않을까 봐 두려워해. 자신의 삶이 망가졌다는 생각에서 한참 동안 벗어나지 못하지.

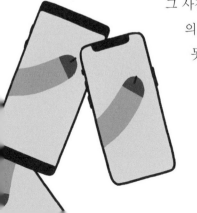
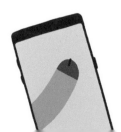

누드 사진에 관한 원칙

- **내 누드 사진을 다른 사람에게 보내도 되나요?**

  누드 사진을 원치 않는 사람에게 보내는 건 외설스러운 노출 행위야. 그리고 상대가 16세 미만 청소년이라면 상대가 원하더라도 무조건 불법이야. 항상 상대방에게 사진을 받고 싶은지 묻고, 16세 미만 청소년에게는 절대 보내면 안 돼.

- **누가 나한테 누드 사진을 보냈어요**

  18세 미만 청소년의 누드 사진을 소지하는 건 불법이야. 당사자가 자발적으로 찍어 보낸 사진이라도 아동 포르노로 간주하기 때문이지.

- **누드 사진을 공유해도 되나요?**

  공개 또는 비공개 게시판이나 일대일 메시지를 통해 다른 사람의 누드 사진을 공유하는 건 불법이야. 사진을 올린 사람뿐만 아니라 공유만 한 사람도 형사 유죄 판결을 받을 수 있어.

- **다른 사람의 누드 사진을 찍어도 되나요?**

  상대의 동의 없이 몰래 누드나 성관계 사진 혹은 동영상을 찍는 것은 심각한 불법 행위야.

하지만 명심해. 불법 행위를 한 건 사진에 찍힌 사람이 아니라 사진을 공유하거나 유포한 사람이야. 남자 친구나 여자 친구에게 자기 사진을 보냈다고 해서 그 사진이 학교 전체에 공유되는 데 동의한 건 아니야. 네가 알몸이든 섹스를 했든, 남들에게 칭찬을 받고 싶었든 간에 네 잘못이 아니야. 부끄러워할 이유도 없어.

도움을 받으려면

너나 네 친구의 사진이 유포되었니? 그런 일을 당하면 당연히 당혹스럽고 무서울 거야. 하지만 해결할 방법이 있어. 가능한 한 빠르게 어른에게 알려야 해. 부모님에게 말할 엄두가 안 난다면 널 기꺼이 도울 다른 사람들도 있어. 그러니 곧바로 어른에게 알리고 경찰에 사건을 신고하게 도와달라고 해.

경찰은 사진 유포를 중단시키고 법적 증거가 될 전자 기기를 수집할 수 있어. 경찰에서도 불법 공유를 매우 심각하게 여기거든. 노르웨이에서는 slettmeg.no 웹사이트가 인터넷에 유포된 사진 삭제를 돕고 있어(한국에서 도움을 구할 수 있는 단체 및 기관의 정보는 263쪽에 실려 있다).

> 결정권은 항상 사진에 찍힌
> 사람에게 있어.
> 그 사람의 허가 없이 사진을
> 공유하면 안 되고,
> 그 사람이 삭제할 것을 요청하면
> 즉시 삭제해야 해.

슬기로운 온라인 생활

- 모르는 사람이 보낸 메시지를 그대로 믿으면 안 돼. 사람들은 인터넷에서 흔히 거짓말하고 실제와 다른 사람인 척하거든.

- 소셜 미디어 프로필은 비공개로 해. 그러면 널 팔로우하는 사람들을 관리할 수 있어.

- 네 전화번호와 주소 등의 개인 정보를 모르는 사람에게 절대 알려 주지 마.

- 모르는 사람과 이야기할 때는 웹캠을 끄고, 네 사진이나 동영상도 보내지 마.

- 너와 서로 연락하는 사람이 그 사실을 남들에게 비밀로 하자고 말하면 조심해야 해.

- 절대로 모르는 사람을 만나러 가지 마. 인터넷에서 알게 된 사람을 꼭 만나고 싶다면, 반드시 어른과 같이 가도록 해.

- 온라인으로 소통하는 사람과 불쾌한 일이 생기면 곧바로 어른에게 알려.

- 온라인 협박이나 성폭력을 당했다면, 즉시 경찰에 신고하고 도움을 요청해.

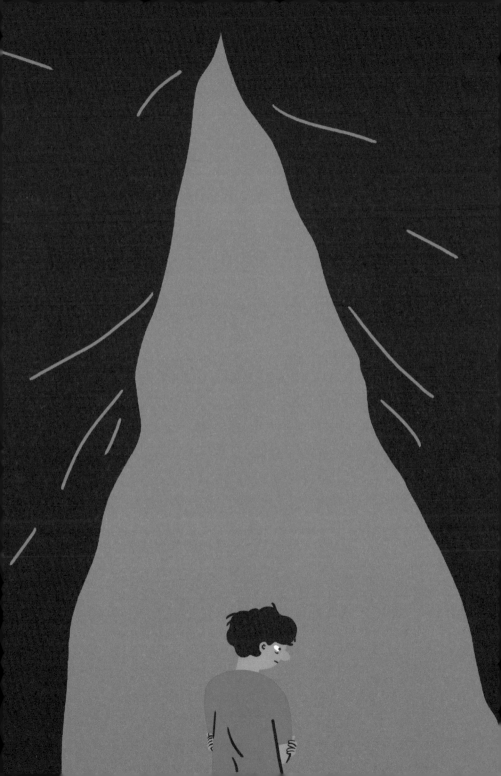

성폭력

지금까지 우리는 놀라운 인간의 몸을 들여다보았어. 그리고 너 혼자서 또는 다른 사람과 함께 즐길 수 있는 따뜻하고 친밀한 행위에 관해서도 이야기했지. 우리는 네가 자신을 믿고 자랑스러워했으면 해!

하지만 이제부터 할 이야기도 정말 중요하니 귀 기울여 줘. 세상에는 다른 사람의 신체적 자율권을 존중하지 않는 사람들이 있어. 일부러 타인의 경계선을 침범하고 폭력을 가하는 사람들 말이야.

누구나 성폭력 피해자가 될 수 있어

성폭력은 드물지 않은 일이며 아이든 어른이든 겪을 수 있어. 유감스럽게도 사람들은 오랫동안 성폭력이 여자에게만 일어난다는 선입견을 품어 왔지. 그래서 남자가 성폭력을 당해도 남들에게 알릴 엄두를 내지 못했어. 아무도 믿어 주지 않거나 심지어 비웃음을 당할지도 모른다고 생각해서 말이야. 하지만 성별이나 나이와 관계없이 모든 사람은 성폭력 피해자가 될 수 있어.

성폭력은 언급하기 불편할 수 있지만, 반드시 공개적으로 거론되어야 할 문제야. 공개적 논의만이 모두가 성폭력을 심각하게 여긴다는 걸 드러낼 수 있기 때문이지. 되도록 많은 사람이 성폭력에 관해 이야기할수록 가해자는 숨기 어려워지고, 피해자는 자신의 경험과 감정이 혼자만의 것이 아님을 확인하게 돼.

무엇이 성폭력인가요?

성폭력이란 상대가 원하지 않는 성적 행위를 강제로 하거나 시키는 거야. 가해자가 피해자와 어떤 관계이든, 파트너, 배우자, 친구라도 일방적으로 성적 행위를 했다면 성폭력이야. 네 몸에 대한 결정권을 가진 사람은 오직 너 자신뿐이야.

온라인에서도 성폭력이 일어나. 상대를 속이거나 협박해서 카메라 앞에 알몸을 드러내거나 자위하게 하는 것도 성폭력이야. 물론 현실 세계에서도 성폭력이 일어나지. 파티, 학교, 집, 수련회 등 어디에서나 일어날 수 있는 일이야.

강간

성폭력이 가장 심각한 형태는 강간이야. 강간이란 위협이나 폭력을 써서 섹스하는 것을 말해. 잠든 사람이나 동의 또는 저항을 할 수 없는 상태인 사람과 섹스하는 것도 강간에 속해. 예를 들어 파티에서 술에 취해 곯아떨어진 사람 말이야.

질 삽입 섹스를 하지 않았더라도 강간이 성립될 수 있어. 위와 같은 상황에서 자신의 성기나 손가락, 물체를 상대의 입이나 질, 항문과 같은 신체의 구멍 안에 넣었다면 강간이야. 상대의 허벅지나 엉덩이 사이에 성기를 넣고 돌리는 행위, 자위나 대리 자위를 강요하는 행위도 강간이지.

성인이 14세 미만 청소년과 성관계를 했다면, 청소년 당사자가 괜찮다고 해도 무조건 강간이 성립돼. 미성년자와 성행위를 하는 것은 불법이기 때문이야(이를 의제강간연령이라고 하는데, 한국은 16세 기준이다).

발기는 동의가 아니야

여자든 남자든 두렵고 섹스를 원하지 않는 상태라도 성기가 젖거나 발기하는 등 신체적 흥분의 징후를 보일 수 있어. 성폭력을 당하면서 오르가슴을 느끼는 사람도 있지.

이는 정상적인 신체 반응일 뿐 실제로 섹스를 하고 싶거나 자신이 당한 일을 즐긴다는 의미가 아니야. 몸이 성적 접촉이라는 자극에 자동으로 반응하는 것뿐이야.

누가 성폭력을 저지르나요?

가해자는 보통 피해자가 아는 사람이야. 네 친구나 가족, 교사나 성직자, 연애 상대일 수도 있어. 가해자가 피해자의 가족이나 친척인 경우를 가리켜 '근친 강간'이라고 해.

성폭력 가해자는 흔히 착하고 평범한 사람처럼 보이지. 피해자가 믿고 따르던 사람일 때가 많아. 그런 경우 피해자가 목소리를 내는 게 훨씬 더 어려워지지. 심지어 자신이 당한 일에 오히려 죄책감을 느낄 수도 있어.

경직 반응

사람이 위기 모드에서 반응하는 방식은 세 가지야. 싸우거나 달아나거나 얼어붙는 거지. 이를 투쟁·도피·경직 반응이라고 해. 경직되면 말할 수도 없고 움직일 수도 없어.

많은 사람이 성폭력을 당했을 때 이런 상태를 겪었다고 해. 자기 몸에 갇힌 것만 같았고 거부할 수도, 저항할 수도 없었다고 말이야. 그러고 나서는 자기가 '일이 벌어지게 놔둔' 것 같아서 수치심을 느꼈다고 하지. 사실은 몸이 본능적으로 경직되어 저항하기가 불가능했던 건데 말이야.

성폭력을 당하면 어떻게 하죠?

가장 먼저 해야 할 일은 믿을 수 있는 어른에게 알리는 거야. 누구에게 말할 것인지보다도 누구에게든 말할 수 있는 용기를 내는 게 중요해.

그다음에는 가능한 한 빠르게 가장 가까운 성폭력 상담소에 연락해야해. 빨리 연락할수록 더 좋겠지만, 도움을 구하기에 늦은 시기란 없어. 상담소에서 성폭력 전담 의료 기관을 연결해 줄 거야.

성폭력 전담 의료 기관에서는 성폭력 관련 전문 지식이 있는 의료진과 상담하고 조언을 들을 수 있어. 원한다면 검사받는 것도 가능해. 네가 당한 일을 경찰에 신고하고 싶다면 검사를 통해 증거물을 확보할 수 있지. 노르웨이 전 지역에 성폭력 상담소가 있는데, 대부분 24시간 운영되고 대기할 필요 없이 무료로 이용할 수 있어(한국에서 도움을 받을 수 있는 단체나 기관의 정보는 263쪽에 실려 있다).

네 잘못이 아니야

성폭력 피해자는 시간이 오래 지나고 나서야 다른 사람에게 피해를 알리는 경우가 많아. 수치심과 죄책감 때문이지. 자기가 아무것도 하지 않아서, 단호하게 거부하거나 비명을 질렀어야 하는데 제대로 행동하지 않아서, 가해자에게 여지를 주고 시시덕거렸기 때문에 속아 넘어갔다고 생각하는 거야.

하지만 네가 뭐라고 말했든, 어떤 행동을 했든 성폭력을 당한 건 네 잘못이 아니야. 네 몸과 성생활은 너만의 것이고 그 누구도 네 권리를 침해해선 안 돼.

기억해. 네가 잘못해서 피해를 입은 게 아니야!

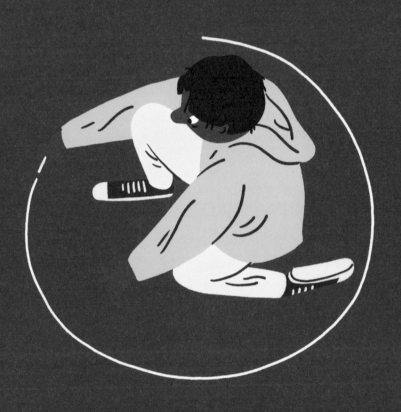

경계선

청소년기는 너의 경계선이 시험받는 시기야. 애정과 욕망에 사로잡혀 다른 사람의 몸에 더 가까이 다가가고 싶어질 수 있어. 너만 그런 게 아니라 네 주변 사람들도 마찬가지야. 사람들이 널 만지거나 네게 키스하거나 네 엉덩이를 꼬집고 싶어 한다는 걸 느낄 거야. 이런 관심이 유쾌하고 솔깃할 수도 있겠지만, 불쾌하거나 소름 끼칠 수도 있어.

이처럼 서로 어긋나는 감정 때문에 청소년기는 힘들고 혼란스러운 시간이 되곤 해. 네가 네 몸으로 무엇을 할지, 다른 사람들이 네 몸에 얼마나 접근할지는 너만이 결정할 수 있는 문제야.

하지만 곰곰이 생각하지 않으면 너의 경계선이 어디쯤인지 모를 수 있어. 어디까지가 괜찮고 어디부터는 괜찮지 않은지 일찌감치 깨닫는 경우도 있지만, 시간이 흐른 뒤에야 알게 되는 경우도 있지.

다른 사람의 경계선을 어떻게 확인하나요?

경계선은 마치 보이지 않는 울타리처럼 한 사람 한 사람을 둘러싸고 있어. 모든 사람의 경계선이 똑같은 건 아니야. 신체 접촉을 무척 좋아해서 종종 친구나 지인을 껴안고 만지는 사람도 있지만, 좀 더 거리를 두고 싶어 하는 사람도 있지.

또 경계선은 상대에 따라서 달라질 수 있어. 네가 안전하게 느끼며 가까이 있고 싶은 상대가 있는 한편, 본능적으로 어느 정도 떨어져 있고 싶은 상대도 있겠지. 심지어 같은 상대에 대해서도 기분에 따라 그날그날 경계선이 바뀔 수 있어. 너도 어떤 날에는 좋아하는 사람과 키스하고 싶다가도 또 어떤 날에는 혼자 있고 싶을 테니까.

거절하기가 어려워요

경계선이 침범되었을 때 대응하는 방식은 사람마다 달라. 불쾌한 일을 당해도 농담하거나 웃어넘기려는 사람도 있어. 남자들끼리 흔히 하는 이야기가 있지. 여자들은 튕기기를 좋아해서 사실은 좋으면서도 뒤로 빼거나 싫다고 한다는 이야기 말이야. 하지만 그 말은 사실이 아니야. 누가 네게 싫다고 했다면 정말 싫은 거라고 그대로 받아들여야 해.

여자든 남자든 청소년기에는 남의 요구를 거절하기가 쉽지 않지. 소심해 보이거나 좋아하는 사람을 실망시킬까 봐 두려워서 말이야. 그렇게 오랫동안 압박에 시달리다 보면, 원하지 않았던 일을 당하게 될 수도 있어. 상대를 조르고 압박해서 원하는 것을 얻어 내는 건 올바른 행동이 아니야. 다른 사람의 경계선을 침범해선 안 돼.

네 몸은 너만의 것이야

십 대는 시행착오의 시기야. 너에게 일어나는 모든 일이 새롭지. 하지만 해 보지 않은 일을 처음부터 잘하는 사람은 없어. 청소년기에는 누구나 쉽게 오해하고 실수를 저지르곤 해.

우리는 네가 자신만의 경계선을 무사히 정할 수 있길 바라. 아마 네 주변에도 그러려고 고군분투하는 사람들이 있을 거야. 넌 그들을 도울 수 있어. 자신의 몸, 자신의 경계선이라는 원칙을 알고 있으니까. 때로는 다른 사람보다 너 자신을 지키기가 더 어려울 수 있어.

서로를 돕고 누구에게나 자신의 경계선을 지킬 권리가 있다는 걸 기억한다면, 이 세상을 더 나은 곳으로 만들 수 있을 거야.

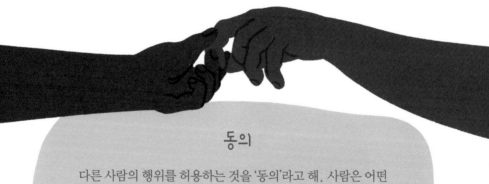

동의

다른 사람의 행위를 허용하는 것을 '동의'라고 해. 사람은 어떤 일에든 동의할 수 있지. 키스하거나 반쯤 벗은 사진을 공유하거나 섹스를 하는 데도 말이야. 하지만 동의는 언제까지나 지속되는 것이 아니야. 네게는 어떤 일에 응했더라도 언제든 마음을 바꿔 거절할 권리가 있어. 결정하는 사람은 너야!

네가 기억해야 할 세 가지

1. 네 몸은 사용하고 즐기기 위해 만들어졌어

네 몸은 남들과 경쟁하기 위해서가 아니라 평생 너 자신의 편안한 보금자리가 되기 위해 만들어진 거야. 그리고 네가 잘 관리만 한다면 웬만한 일에는 믿음직하게 알아서 대처하겠지. 네 몸이 할 수 있는 일들에 감사하고, 뭔가 문제가 생긴 것 같다면 바로 도움을 요청하렴.

2. 감정을 고를 수는 없어

인간이 다양한 감정을 느끼는 데는 이유가 있어. 잘 살아가려면 자신의 감정을 알고 그 감정을 드러낼 용기가 있어야 해. 취약함을 드러내기란 힘든 일이지만, 한편으로 부정적인 감정과 외로움에 맞서 싸우는 중요한 방법이기도

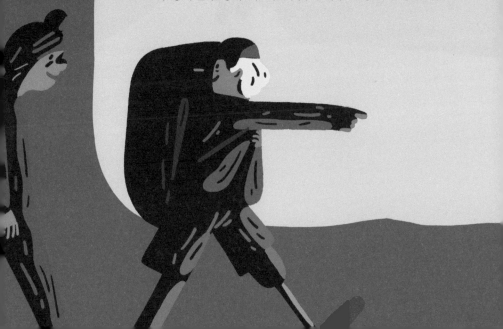

해. 모든 감정은 너에게 필요하다는 걸 잊지 마. 격렬하고
고통스러운 감정도 결국에는 지나가는 법이야.

3. 친밀한 관계에는 협력이 필요해

다른 사람과 가까워질 수 있다는 건 멋진 일이야. 하지만
너와 상대 모두에게 두려운 일이 될 수도 있어. 청소년들은
좋아하는 사람과 가까워지려 고군분투하게 마련이고, 그중
많은 사람이 거절당하거나 다른 사람의 경계선을 넘게
되겠지. 친밀함이란 민감한 문제야. 친밀한 관계는 서로
협력하고 배려해야 가능하다는 걸, 그리고 모든 사람은
자신의 경계선을 존중받을 권리가 있다는 걸 잊지 마.

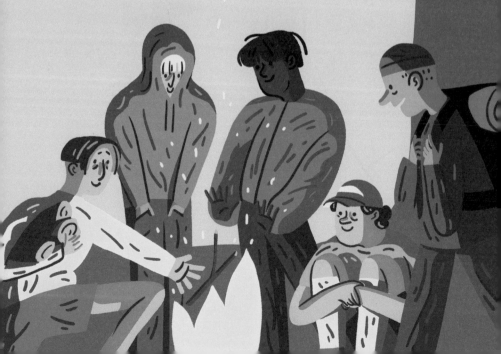

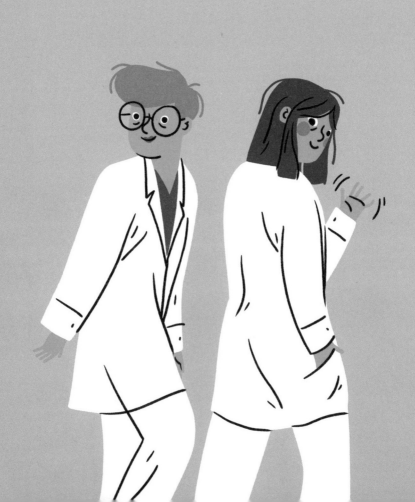

새로운 시작 앞에서

이 책이 네가 할 수 있는 온갖 놀라운 일과
있는 그대로의 너 자신을 사랑하는 데 도움이 되었으면 해.

뇌세포에서 심장, 근육, 호르몬에 이르기까지 네 몸의 모든 요소는 매 순간 네가 선택한 방식대로 살아가도록 도우려 애쓰고 있어. 사춘기가 무척 힘들게 느껴지겠지만, 그것도 새로운 시작일 뿐이야. 넌 평생 변해 갈 테고 네 마음에 드는 삶을 만들 기회를 충분히 누리게 되겠지. 지금은 상황이 어렵다 해도, 앞으로 일어날 모든 일을 기대할 이유가 차고 넘쳐.

우리는 네가 너의 모든 면모를 실현할 용기와 자신감을 발견하길 바라. 남자가 되는 방법은 셀 수 없이 많지만, 너라는 사람은 단 하나뿐이니까.

앞으로도 네 인생의 길잡이이자 친구가 되어 주고 싶어.
행운을 빌게!

니나와 엘렌으로부터

도움이 필요할 때는

진료하다 보면 자기에게 문제가 있을까 봐 걱정하는 남자 청소년들을 자주 만나. 오랫동안 고민한 뒤에야 도움을 요청하러 온 경우도 많단다. 남자아이들은 여자아이들에 비해 병원에 찾아오기를 꺼리지. 게다가 친구나 가족과의 사이에서 겪는 문제도 잘 털어놓지 않는 편이야. 하지만 그러면 어려운 상황에서도 최선의 도움을 받을 수 없어. 네게는 그런 일이 없었으면 해.

전문 의료인이나 상담가는 네 몸과 건강에 관한 질문에 답변하고 어려운 시기에 도움을 줄 수 있어. 네가 부끄럽게 느낄 수 있는 이야기도 전문가에게는 전혀 이상하게 들리지 않는단다. 그리고 모든 의료인과 상담가는 비밀을 유지할 의무가 있어. 너를 위험으로부터 보호하기 위해 필요한 경우가 아니면 네가 말한 내용을 누구에게도 말할 수 없다는 이야기야.

다음은 네가 궁금한 게 있거나 어려움에 처했을 때 전문가들의 도움을 얻을 수 있는 곳들이야.

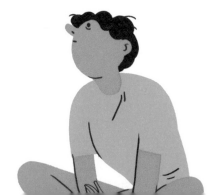

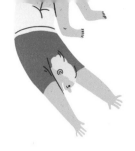

청소년 성·심리 상담 기관

- 아하!서울시립청소년성문화센터: 전화 02-2677-9220 | 홈페이지 ahacenter.kr
- 탁틴내일 청소년상폭력상담소: 전화 02-3141-6191 | 홈페이지 www.tacteen.net
- 청소년사이버상담센터: 전화 1388 | 홈페이지 www.cyber1388.kr
- 청소년 성소수자 위기지원센터 띵동: 전화 02-924-1224 | 홈페이지 ddingdong.kr

청소년 무료 콘돔 신청

- 체레미 마카(SRHR 프로젝트):
  홈페이지 cheremimaka.com/srhr/youth-condoms-support.html

성폭력 신고 기관

- 사이버경찰청: 전화 112
- 방송통신심의위원회: 전화 1377 | 홈페이지 www.kocsc.or.kr(디지털 성범죄 신고)

성폭력 상담 및 지원 기관

- 한국성폭력상담소: 전화 02-338-5801 | 홈페이지 www.sisters.or.kr
- 해바라기 센터: 전화 02-3672-0365(전국 39개 센터 운영)
- 여성긴급전화: 국번 없이 1366(또는 지역번호+1366)

디지털 성폭력 상담 및 지원 기관

- 한국사이버성폭력대응센터: 전화 02-817-7959 | 홈페이지 www.cyber-lion.com
- 디지털성범죄피해자지원센터: 전화 02-735-8994 | 홈페이지 d4u.stop.or.kr

GUTTEBOKA

Din guide til puberteten
© Text: Nina Brochmann and Ellen Støkken Dahl
© Illustrations : Magnhild Winsnes
First published by H. Aschehoug & Co. (W. Nygaard) AS, 2021
Korean Translation © 2023 Yellowpig Publisher
All rights reserved.
The Korean language edition published by arrangement with
Oslo Literary Agency through MOMO Agency, Seoul.

남자 사전

별게 다 궁금한 소년들을 위한 몸 안내서

초판 1쇄 발행 2023년 3월 31일

글 니나 브로크만·엘렌 스퇴켄 달 | **그림** 망힐 비스네스 | **옮긴이** 신소희 | **감수** 윤정원
펴낸이 황정임 | **총괄본부장** 김영숙 | **편집** 이나영 최진영 | **디자인** 심재원 이재민 이선영
마케팅 이수빈 고예찬 | **경영지원** 손향숙

펴낸곳 초록서재 | **주소** (10880) 경기도 파주시 교하로875번길 31-14 1층
전화 (031)942-5379 | **팩스** (031)942-5378
홈페이지 yellowpig.co.kr | **인스타그램** @greenlibrary_pub
등록번호 제406-2015-000137호 | **등록일자** 2015년 11월 5일

ⓒ 2023 초록서재(도서출판 노란돼지)
ISBN 979-11-92273-08-2 43510